DIE TYPGERECHTE
ERNÄHRUNG

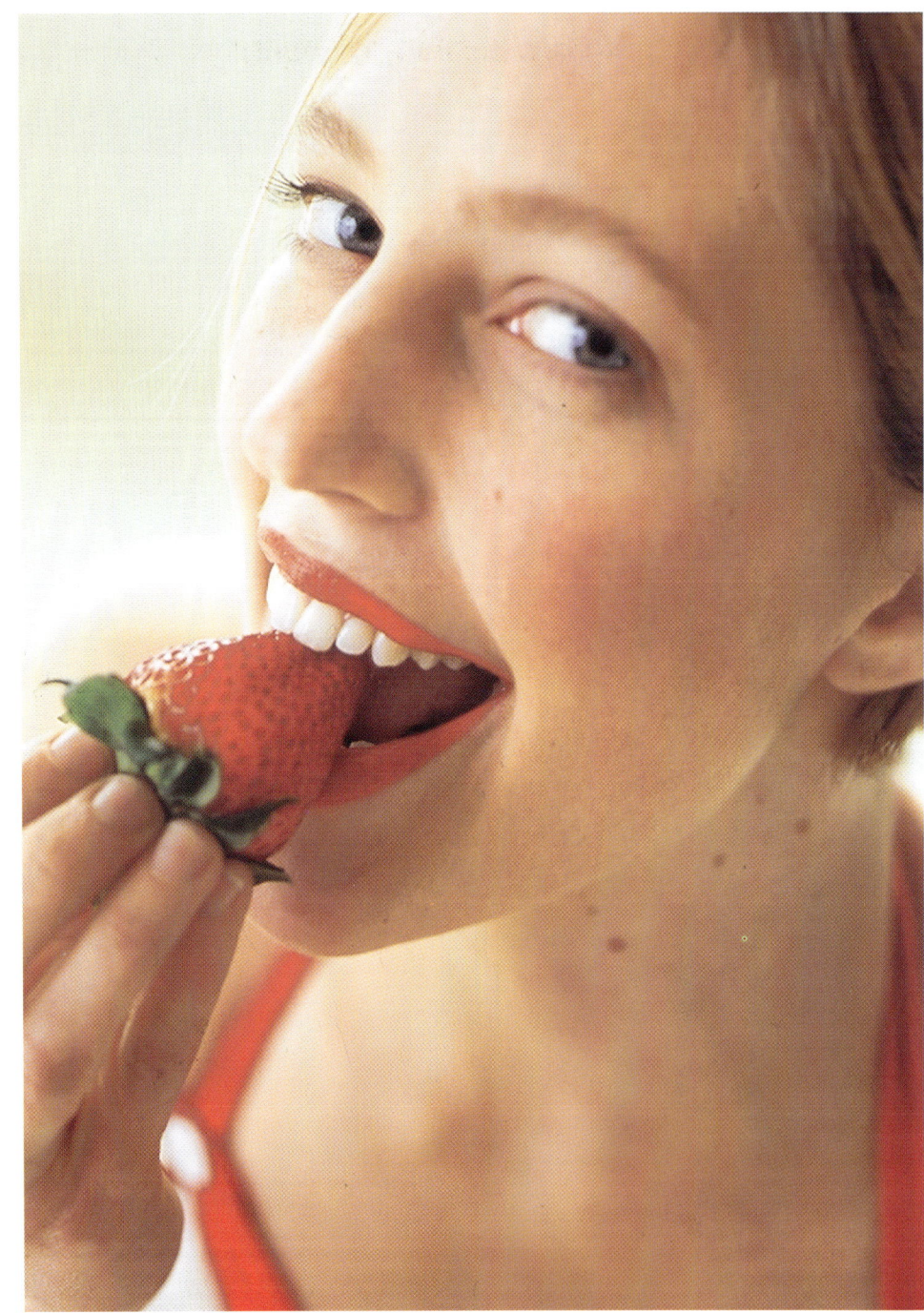

Marlis Weber/Bernd Küllenberg

DIE TYPGERECHTE
ERNÄHRUNG

Die neue ganzheitliche Formel
für Gesundheit und Vitalität

SÜDWEST

INHALT

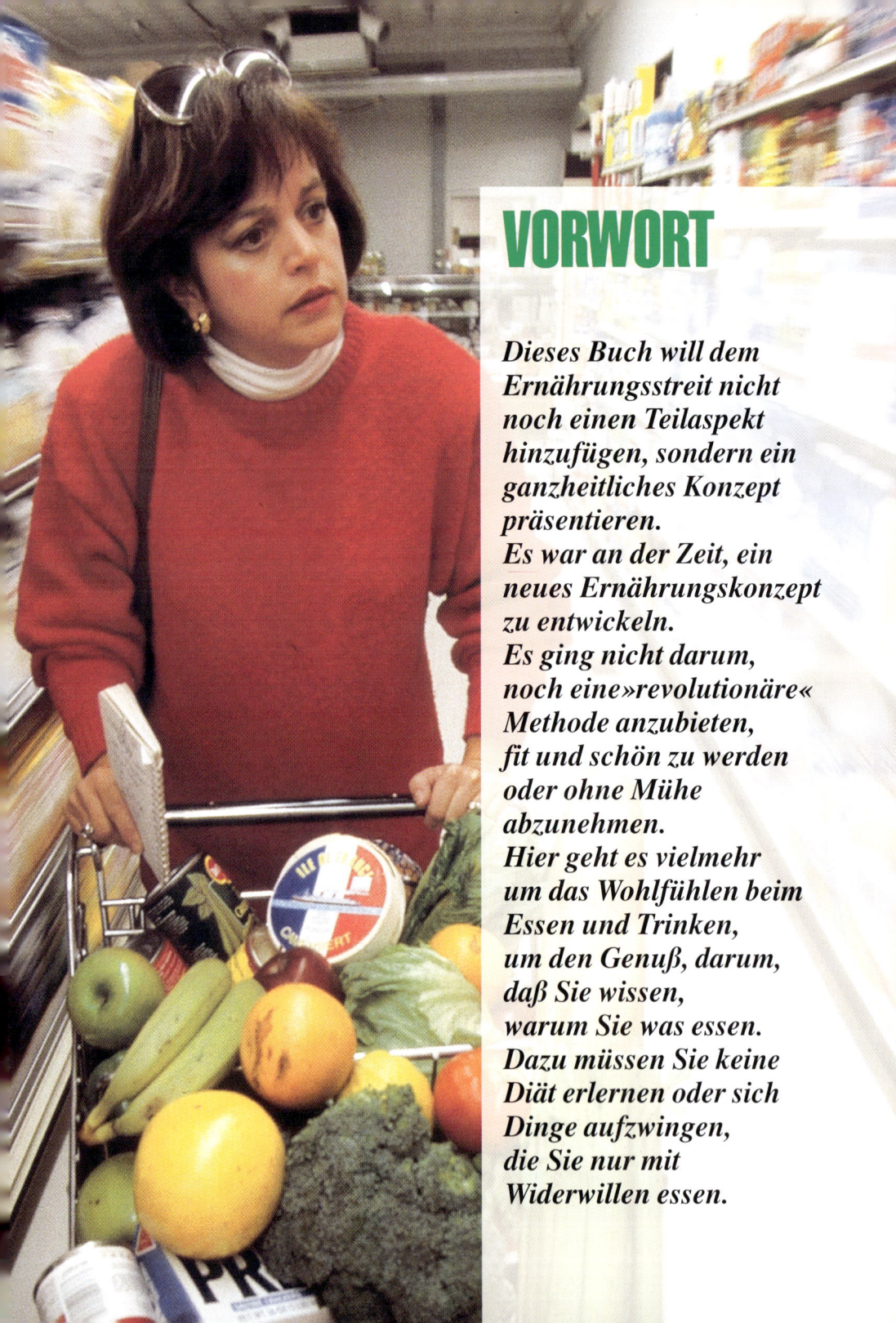

VORWORT

Dieses Buch will dem Ernährungsstreit nicht noch einen Teilaspekt hinzufügen, sondern ein ganzheitliches Konzept präsentieren.
Es war an der Zeit, ein neues Ernährungskonzept zu entwickeln.
Es ging nicht darum, noch eine »revolutionäre« Methode anzubieten, fit und schön zu werden oder ohne Mühe abzunehmen.
Hier geht es vielmehr um das Wohlfühlen beim Essen und Trinken, um den Genuß, darum, daß Sie wissen, warum Sie was essen.
Dazu müssen Sie keine Diät erlernen oder sich Dinge aufzwingen, die Sie nur mit Widerwillen essen.

Ernährung – Überfluß und Chaos

Niemals zuvor in der Kulturgeschichte der Ernährung gab es in den reichen Industriestaaten ein derart großes Angebot an Lebensmitteln. Analog zu der unüberschaubaren Vielfalt der Nahrungsmittel entstand auch auf dem Gebiet der Ernährungsratgeber und -empfehlungen ein wildes Durcheinander von unterschiedlichen und sich gegenseitig widersprechenden Ernährungsformen und Diäten, deren Apologeten sich zum Teil heftig bekämpfen.

Die Folge für den ratsuchenden, an Fragen einer gesunden Ernährung interessierten Laien ist häufig völlige Orientierungslosigkeit. Wem soll man noch glauben? Den Fachleuten, die sich ständig in Widersprüche verwickeln, oder den selbsternannten Ernährungsweisen, die angeblich die ultimativ richtige Ernährung gefunden haben?

Zuviel des Guten

Es ist nicht verwunderlich, daß wir heutzutage der riesigen Auswahl an Lebensmitteln ratlos und orientierungslos gegenüberstehen. Im Angebot der Supermärkte und Feinkostläden sind Obst und Gemüse aus aller Herren Länder zu finden, die Frühstücksmüslis z. B. belegen allein ein ganzes Regal, und woraus verarbeitete Lebensmittel bestehen, ist oft nicht mehr nachvollziehbar.

Nach verständlicher und praxisgerechter Orientierung wird da oft vergeblich gesucht.

Trotz umfangreicher Bemühungen seitens der Ernährungswissenschaft ist dies zumindest für einen Großteil der Menschen nicht gelungen. Warum kommen aber die wohlmeinenden Infos nicht an? Warum werden Ernährungsempfehlungen nicht umgesetzt?

Heutzutage fühlt sich der Verbraucher häufig durch ein Überangebot an Nahrungsmitteln verunsichert.

Ernährungsexperten im Widerspruch

Eine im deutschen Fernsehen ausgestrahlte Talk-Show kommt der Antwort auf diese Frage ein Stück näher. Gesprächsteilnehmer sind, so zumindest behauptet es der Sender, alle Ernährungsexperten. Die Moderatorin begrüßt folgende Personen:

- Einen Psychoanalytiker, der engagiert über eine von ihm mitentwickelte Form von Rohkosternährung berichtet.
- Einen kritischen Lebensmittelchemiker, der die naturwissenschaftlich geprägte Ernährungslehre in Frage stellt sowie das Konzept der Vollwerternährung für gescheitert erklärt. Er hinterläßt eine breite Spur der Verunsicherung im Publikum.
- Einen Epidemiologen, der die »ganze Cholesterinhysterie« überhaupt nicht verstehen kann. Nach seiner Ansicht ist Cholesterin ein bedeutender Nährstoff. Die Diskussion um eine cholesterinspiegelsenkende Ernährung hält er für überflüssig.
- Eine Vertreterin des Vollwertkostkonzeptes, die hartnäckig die von ihr propagierte Ernährungsweise verteidigt.
- Einen Gourmet, dem es hauptsächlich auf den Geschmack ankommt und der Empfehlungen für eine gesunde Ernährung zum größten Teil als vorübergehende Modeerscheinung betrachtet.

Zerstrittene Parteien

Fünf Personen – fünf verschiedene Meinungen zum Thema »Gesunde Ernährung«! Nicht verwunderlich, wenn der Zuschauer ratlos zurückbleibt.

Diese Runde von »Ernährungsexperten« ist derzeit symptomatisch für die Ernährungdiskussion in Deutschland. Zu beinahe jedem Teilaspekt des Essens finden sich Spezialisten. Ernährung wird nicht ganzheitlich betrachtet, sondern aus unendlich vielen Nischenpositionen heraus. Allgemeine Regeln und Orientierungshilfen für den Verbraucher gehen unter im Wust von wissenschaftlichen Diskussionen, Außenseitertheorien und Ideologien, die mit dem eigentlichen Thema nichts mehr zu tun haben.

Informationen dringend gesucht!

90 Prozent der Deutschen beklagen, daß die Informationen über Ernährungsthemen unzureichend, widersprüchlich, nicht konkret und schwer verständlich sind. Das Übermaß an Information wirkt als Desinformation. Der Präsident der Deutschen Gesellschaft für Ernährung beklagt: »Ernährungsberatung, in diesem allgemeinen Sinn verstanden, ist ein Risikofaktor für das Ernährungsverhalten, da Orientierungslosigkeit und Verunsicherung gefördert werden.«

Keine Nährstoffdebatten mehr!

Wir müssen Ihnen nicht unbedingt sagen, in welchem Obst sich welche Vitamine finden, wie viele Kalorien Sie mit einem Stück Kuchen zu sich nehmen oder was Sie gegen Ihren Eisenmangel tun können. Die meisten von Ihnen, die sich schon einmal mit dem Thema »Ernährung« beschäftigt haben, wissen das ohnehin. Vielmehr werden in dieser neuen Ernährungslehre Fragen zu unterschiedlichen Ernährungskonzepten erläutert und Orientierungen gegeben, die ein Diätplan, der Ihre individuelle Situation nicht in ihrer Gesamtheit berücksichtigt, nie geben kann. Nur wenn starre Regeln und vielversprechende, aber willkürliche Vorschriften durch typgerechte Handlungsmaximen ersetzt werden, kann die derzeitige Verwirrung beseitigt werden.

Ein ganzheitliches Konzept

Wir fügen dem Streit um die richtige Ernährung also nicht noch einen Teilaspekt hinzu, sondern präsentieren ein ganzheitliches Konzept. Dieses Gesamtkonzept berücksichtigt naturwissenschaftliche, soziokulturelle, psychologische und ökologische Aspekte des Essens und Trinkens gleichberechtigt nebeneinander. Faktoren, wie die Individualität der Menschen, der Genußaspekt beim Essen und der Gesundheitsaspekt, erhalten den ihnen angemessenen Stellenwert. Und es werden plausible Empfehlungen für das Eßverhalten jedes einzelnen gegeben. Denn Essen ist etwas sehr Persönliches und sollte individuellen Neigungen entsprechen.

Dieses ganzheitliche Ernährungskonzept soll Ihnen helfen, Ihre individuell richtige Ernährungsweise zu finden.

Folgende Fragen zum Thema »Ernährung« gilt es zu klären:

- Wie funktioniert die Psychologie des Essens und Trinkens?
- Was können wir aus der Ernährungsgeschichte lernen?
- Welche Rolle spielen Vererbung und Umwelt bei der Nahrung?
- Gibt es eine richtige Ernährungsweise für alle Menschen?
- Wie finde ich persönlich meine richtige Ernährung?
- Welche Faktoren bestimmen die Lebensmittelqualität?

Mit Hilfe verschiedener Fragebögen, die Sie selbst auswerten können, sind Sie in der Lage, Ihren persönlichen, sicheren Weg durch den Ernährungsdschungel zu finden.

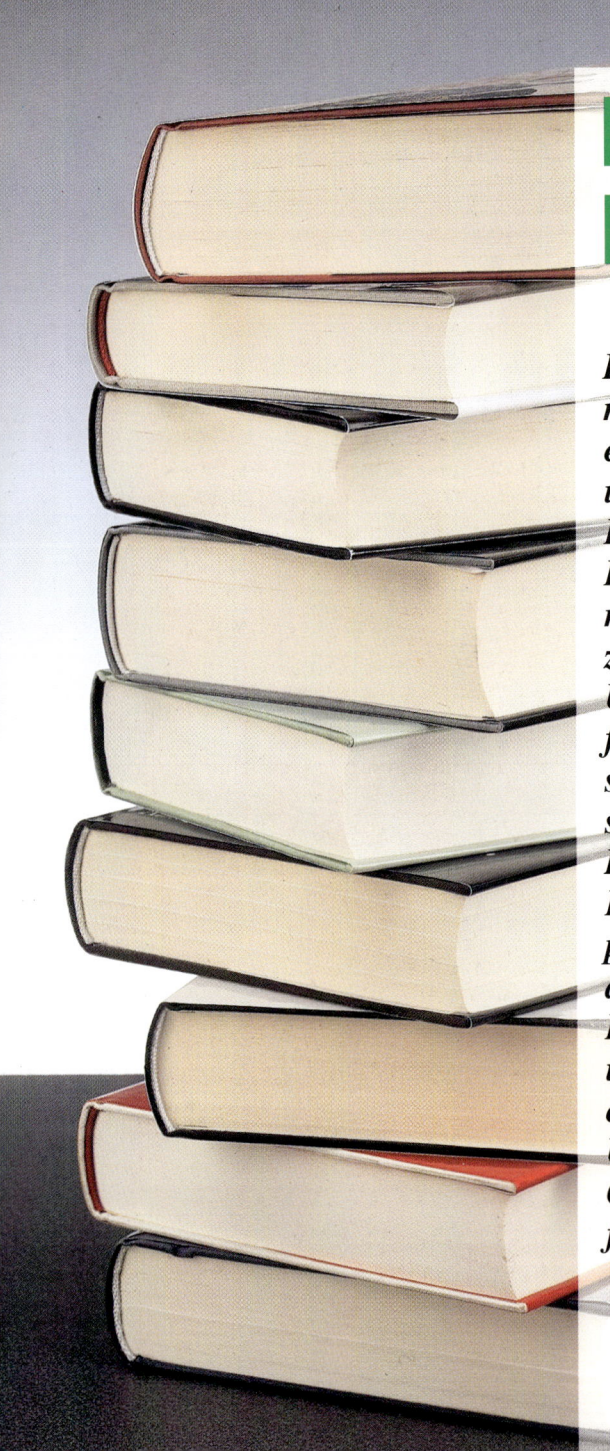

DIE RATLOSEN ESSER

Das Angebot an regionalen, saisonalen, exotischen, diätetischen und vielen anderen Lebensmitteln in den Regalen der Geschäfte macht den Verbraucher zunehmend orientierungslos. Über die richtige Ernährung für die Menschheit streiten sich Ernährungsexperten seit jeher.
Dabei ist längst klar: Ernährung muß auf die persönlichen Gegebenheiten abgestimmt sein. Individualität, Genuß und Gesundheit hängen eng zusammen.
Und dafür gibt es klare Orientierungspunkte für jeden.

Warum ein neues Ernährungskonzept?

Zu viele Expertenmeinungen

In der öffentlichen Diskussion zu Ernährungsfragen herrscht derzeit ein Durcheinander und Nebeneinander wissenschaftlicher, populärwissenschaftlicher und populistischer Veröffentlichungen. Zum Teil widersprechen sie sich in ihren Aussagen. Zu nahezu jedem Ernährungsthema gibt es zur Zeit mehrere, teils widersprüchliche Expertenmeinungen. Eine lange Tradition hat hier der Streit um das Cholesterin. Butter oder Margarine – die Beantwortung der Frage ist abhängig von den Gutachten, die in Auftrag gegeben werden. Die Gutachten werden von Wissenschaftlern erstellt, die wiederum von bestimmten Interessengruppen ausgewählt wurden. Der »objektive« Charakter der Gutachten scheint dabei eher den Standpunkt der unterschiedlichen Interessenvertreter widerzuspiegeln.

Es gibt eine Unzahl Personen aus dem öffentlichen Leben, die sich als Experten in Sachen Ernährung fühlen.

Das Beispiel Cholesterin

Noch vor wenigen Jahren z.B. einigten sich Wissenschaftler verschiedener Länder darauf, daß der Cholesterinspiegel im Blut grundsätzlich auf einem Wert unterhalb von 200 mg/dl Blut gehalten werden sollte. Damit sollte das Risiko einer Arteriosklerose (Gefäßverkalkung) deutlich verringert werden. Mit dieser Empfehlung würden aber auf einen Schlag rund 80 Prozent der deutschen Bevölkerung zu »Cholesterinpatienten«. Der Markt für diätetische Produkte und Arzneimittel zur Verminderung des Cholesterinspiegels ginge in die Milliarden!

Studien belegen vieles

Aufgeschreckt von dem zu erwartenden Rückgang des Verzehrs an Butter, Milch, Fleisch und Wurst, initiierte die CMA, die Centrale Marketinggesellschaft der Agrarwirtschaft, eine Gegenkampagne. »Objektive« Wissenschaftler wurden zitiert, die gegen die »Chole-

11

sterinhysterie« zu Felde zogen. Sie zeigten an Studien, daß selbst kontrollierte Diäten mit einer cholesterinsenkenden Kost nur zu einem leichten Rückgang der Arteriosklerosepatienten führten, was aber von einer Zunahme anderer Todesursachen ausgeglichen wurde.

Eine (Horror-)Geschichte zum Thema »Jod«

Sind sich die Fachleute bei einem Thema im großen und ganzen einmal einig, wie z. B., wenn es um die gesundheitlichen Vorteile von mehr Jod im Essen geht, wird gleich wieder eine Gegentheorie publiziert, so abstrus und an den Haaren herbeigezogen sie auch sein mag. So verteilte eine Organisation ein Flugblatt, in dem behauptet wurde, daß die Jodsubstitution von Speisesalz und anderen Lebensmitteln gefördert wird, damit die Atomindustrie ihre radioaktiven Jodabfälle gewinnbringend verkaufen kann.

Neuorientierung ist notwendig

Man sollte nicht vergessen, daß Ernährungsempfehlungen manchmal von Vertretern bestimmter Interessen ausgesprochen werden. Unsere Beispiele verdeutlichen dies.

In diesem Wirrwarr ist eine Situation entstanden, in der viele Menschen nach einfachen und nachvollziehbaren Ernährungsempfehlungen suchen, die für sie persönlich praktikabel sind und ihre Ansprüche an eine gesunde Ernährung erfüllen. Es ist bedauerlich, daß dieses Bedürfnis vieler Menschen zwar richtig erkannt, jedoch von zahlreichen »Wunderheilern«, »Ernährungsgurus« und dogmatisch geprägten »Heilslehren« in einer Weise befriedigt wird, die Ernährungskundigen die Haare zu Berge stehen läßt. Blättert man in den einschlägigen Büchern, findet man eine Vielzahl von falschen, halbwahren und verantwortungslosen Empfehlungen, die sich meist dadurch auszeichnen, daß sie eine oder mehrere Gruppen von Grundnahrungsmitteln (Milchprodukte, Brot, Fleisch) als generell gesundheitsschädlich geißeln und von deren Verzehr abraten. Auf der anderen Seite werden Empfehlungen gegeben, die in ihrer Unsinnigkeit kaum noch zu überbieten sind, z. B. der Rat, destilliertes Wasser zu trinken. Vor diesem Hintergrund ist ein undogmatisches und typengerechtes Konzept notwendig, in dem, ausgehend von der persönlichen Ernährungssituation des einzelnen, eine individuell richtige und praktikable Ernährungsweise entwickelt wird.

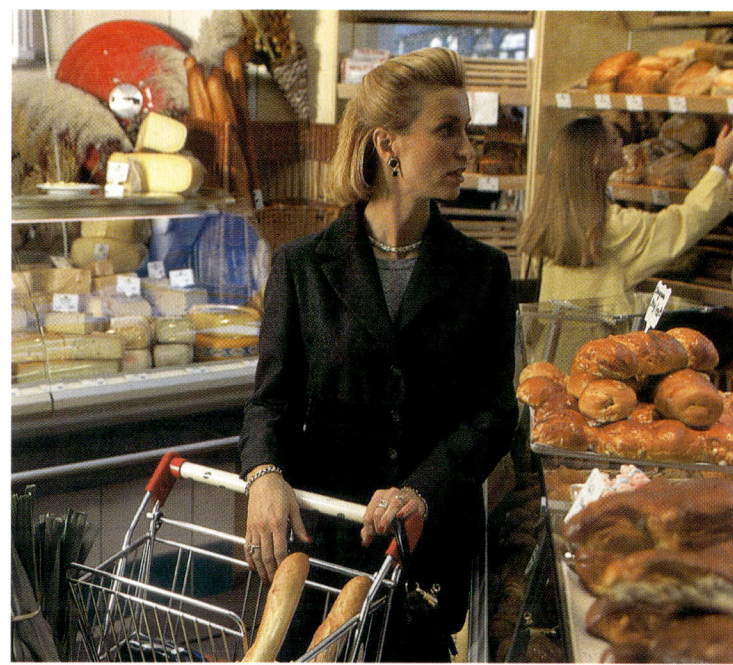

Vierkorn-, Sechskorn-, Kraftkorn-, Vollkornbrot? Die Auswahl ist hierzulande fast unbegrenzt, die Verwirrung bezüglich der richtigen Ernährung aber auch.

Das Vollwertprinzip

Eine bewährte Theorie

Bei der Entwicklung der individuellen, typgerechten Ernährung muß man das Rad nicht gänzlich neu erfinden. Mit den ganzheitlich ausgerichteten Konzepten der vollwertigen Grunddiät (Anemueller) und der Vollwerternährung (Koerber/Männle/Leitzmann) sind in den vergangenen Jahrzehnten wegweisende Systeme entstanden, die bedeutende Stützpfeiler der typgerechten Ernährung bilden.

Mit der Vollwerternährung liegt ein Ernährungskonzept vor, das Orientierung für die Lebensmittelauswahl bietet. Die Individualität und damit die persönlich richtige Ernährung kommen jedoch in der Vollwerternährung häufig zu kurz. Daher muß dieses Grundkonzept praxisgerecht weiterentwickelt werden. Auch sind Genuß und Gesundheit kein Widerspruch, sondern gehören zu einer modernen Küche wie Salz und Pfeffer.

Die Verteufelung einzelner Grundnahrungsmittel oder ganzer Nahrungsmittelgruppen ist auf keinen Fall geeignet, ein gesünderes Eßverhalten zu motivieren.

Ganzheitliche Ernährungsformen

Ganzheitlich ausgerichtete Ernährungsformen berücksichtigen neben den naturwissenschaftlichen Aspekten der Ernährung, wie z. B. den Fragen des Energie- und Nährstoffbedarfs oder der Diätetik, auch ökologische, ökonomische, gesundheitspolitische und soziale Fragen, die in Verbindung zur Lebensmittelerzeugung und damit zur Gesundheit des Konsumenten stehen.

Der Grundsatz »Laßt die Nahrung so natürlich wie möglich« heißt nicht, sich ausschließlich von Rohkost zu ernähren. Vielmehr rückt er die Lebensmittelerzeugung ins Blickfeld.

- Die vollwertige Grunddiät nach Anemueller greift das Konzept der klassischen Diätetik hippokratischer Medizin (Diaita = gesunde Lebensführung) auf und stellt die Ernährung in ein Ordnungssystem einer gesunden Lebensweise, zu der eine Vielzahl von gesundheitsfördernden Verhaltensweisen gehört. Seele, Geist und Körper werden als Einheit begriffen und gleichermaßen gefördert.

- Bei der Vollwerternährung nach Koerber/Männle/Leitzmann werden neben der Gesundheitsverträglichkeit der Ernährung auch die Umwelt- und Sozialverträglichkeit des Ernährungssystems berücksichtigt. Das Vollwertprinzip geht zurück auf die wissenschaftliche Arbeit von Professor Kollath, der mit der Empfehlung »Laßt die Nahrung so natürlich wie möglich« das Resultat seiner Forschungen auf den Punkt brachte.

Vollwert – mehr als Vollkorn

Auch die Vollwerternährung wird teilweise sehr eng und starr ausgelegt, was dazu führt, daß eine naturbelassene Kost immer wieder mit einer ausschließlichen Rohkost verwechselt wird. Dies schreckt auf der einen Seite viele an gesunder Ernährung interessierte Menschen ab, andererseits führt es zu extrem einseitigen Ernährungsweisen, Auch der Spitzname »Körnerfresser« kommt nicht von ungefähr. Vollwert wird von vielen Menschen mit Vollkorn gleichgesetzt und damit mit dem Verzehr von Vollkornprodukten. Der Frischkornbrei gilt bei vielen geradezu als Inbegriff einer vollwertigen Ernährung. Dieses Image wäre nicht weiter beklagenswert – schließlich ist gegen den Verzehr von Vollkornprodukten grundsätzlich nichts einzuwenden, im Gegenteil –, gäbe es nicht das Problem der Bekömmlichkeit. Je nach Typ werden allzu grobe Getreideschrote oder ganze Körner nicht oder nicht gut vertragen, ja sie können auf Dauer sogar den Darm schädigen.

14

Auf den Körper hören

Es ist daher an der Zeit, die eigene Körperwahrnehmung wieder mehr in den Mittelpunkt der Aufmerksamkeit zu rücken. Es ist wichtig zu wissen, daß individuell unbekömmliche Speisen – auch wenn sie von Fachleuten als noch so gesund empfohlen werden – für den einzelnen einfach nicht gesund sein können.

Bei einer typgerechten Ernährung kann aus einem großen Fundus gesunder und genußvoller Lebensmittel eine gut verträgliche individuelle Kost zusammengestellt werden.

Nur was für Sie bekömmlich ist, ist auch für Sie gesund. Es gibt keine Patentrezepte für die Ernährung.

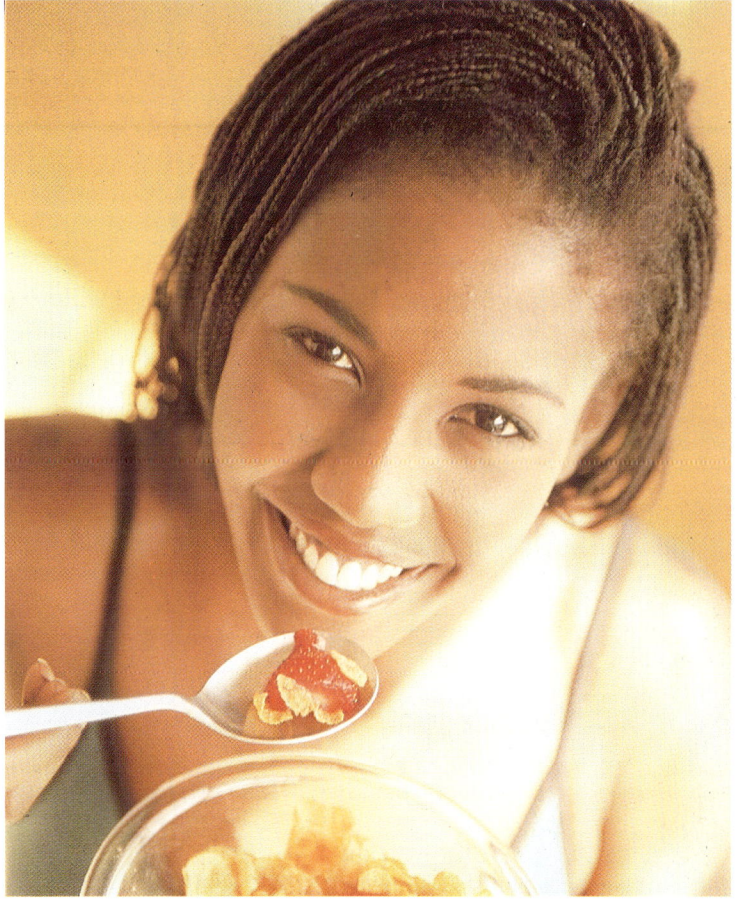

Das alte Vorurteil, daß Vollwert-ernährung eine ziemlich geschmacklose, ja lustfeindliche Angelegenheit sei, hat längst nichts mehr mit der Realität zu tun.

15

Wertstufen und die Ernährungsrealität

Je frischer, desto vitamin- reicher und mineralstoff- haltiger ist Ihre Kost. Die individuelle Zusammenstellung der Lebensmittel ist natürlich auch im Rahmen der vollwertigen Ernährungsformen möglich. Eine bahnbrechende Leistung war in diesem Zusammenhang die Entwicklung einer Wertstufeneinteilung der Lebensmittel.
Das Grundprinzip besteht darin, daß die Lebensmittel in vier Wert-stufen eingeteilt sind: von der Kategorie I »sehr empfehlenswert« bis hin zur Kategorie IV »nicht empfehlenswert«.

Wertstufeneinteilung am Beispiel Gemüse und Obst	
Sehr empfehlenswert	Frischgemüse Milchsaures Gemüse Frischobst
Empfehlenswert	Erhitztes Gemüse Erhitztes Obst Tiefkühlobst/-gemüse
Weniger empfehlenswert	Gemüsekonserven Obstkonserven
Nicht empfehlenswert	Tiefkühlfertiggerichte Vitaminpräparate Mineralstoffpräparate

Nur bedingt zeitgemäß

Bei der ursprünglichen Fassung von Kollath war das Kriterium der Naturbelassenheit die einzige Meßlatte für die Einteilung. In die neueren Übersichten sind auch ernährungsphysiologische und zum Teil ökologische Kriterien mit eingeflossen.
Die Wertstufentabelle gibt dem Verbraucher eine praxisnahe Ein-kaufshilfe an die Hand, die gleichzeitig ernährungswissenschaftli-chen Anforderungen genügt. Aber trotz kontinuierlicher Erneuerun-gen der Wertstufeneinteilung werden viele Lebensmittel, die in der

Ernährungsrealität eine wichtige Rolle spielen, in dem aktuellen Vollwertkonzept nicht berücksichtigt bzw. als weniger oder nicht empfehlenswert bewertet.

Geänderte Ernährungsgewohnheiten

So essen beispielsweise die meisten Menschen hin und wieder Konfitüre, Marmelade oder andere fruchtige Brotaufstriche. Die Einstufung in die Kategorie »weniger empfehlenswert«, da es sich um eine Obstkonserve handelt, halten wir für nicht gerechtfertigt.

Neben der Rubrik »Obst/Gemüse« müßte hier eine Kategorie »Fruchtige Brotaufstriche« eingeführt werden, in der die entsprechenden Lebensmittel hinsichtlich ihrer produktspezifischen Qualität unterteilt werden. Ein fruchtiger Brotaufstrich, der einen sehr hohen Fruchtanteil hat, muß dann in die höchste Bewertungsstufe eingeteilt werden, eine Konfitüre Extra (hoher Fruchtanteil) aus frischen Früchten in die zweite Stufe und eine qualitativ minderwertige Konfitüre in die letzte.

Auch die in der nebenstehenden Übersicht vorgenommene generelle Abwertung von Vitamin- und Mineralstoffpräparaten ist nicht mehr zeitgemäß. Bei bestimmten Ernährungsweisen oder besonderen Belastungssituationen (z. B. bei beruflichem Streß, Fehlernährung oder Schwangerschaft) können Vitamin- und Mineralstoffpräparate einen wichtigen Beitrag zur Gesunderhaltung leisten.

Bei einer zeitgemäßen Ernährung muß die Wertstufeneinteilung neu überdacht und erweitert werden.

Forderung 1: Anpassung an zeitgemäße Ernährung

Die nach unserer Auffassung notwendige Anpassung der Wertstufeneinteilung an realistische Verzehrgewohnheiten und neue Erkenntnisse z. B. hinsichtlich der Bedeutung von Nahrungsergänzungsmitteln ist in das Konzept einer typgerechten Ernährung eingeflossen.

Mit Hilfe des Lebensmittelqualitätstests auf Seite 133ff. können Sie die Qualität der gängigsten Nahrungsmittel bewerten, mit der Lebensmittelprofiltabelle auf Seite 140f. zudem Ihre persönliche qualitative Lebensmittelauswahl überprüfen.

Individuelle Ernährung

Jeder Mensch is(ß)t anders

Nicht für alle Menschen ist das Idealgewicht wirklich ideal. Die konstitutionellen Voraussetzungen, also Größe, Knochenbau usw., sollten bei einer Ernährungsempfehlung Berücksichtigung finden.

In der naturwissenschaftlich ausgerichteten Ernährungslehre und den vom Vollwertprinzip geprägten Ernährungsformen wird hin und wieder über die Individualität im Körperbau, die Bekömmlichkeit von Speisen, über Geschmack und die Motive für die Nahrungsauswahl diskutiert. Es ist insbesondere das Verdienst von Anemueller, eindringlich auf die Bedeutung der Bekömmlichkeit der Nahrung hingewiesen zu haben. Die »persönliche« typbezogene Ernährung berücksichtigt die Individualität des Konsumenten mit Hilfe von drei Grundtypen, die für Sie leicht zu bestimmen sind. Daraus leitet sich die jeweilige persönliche Ernährung ab, die dann nicht nur gesund ist, sondern auch den Genuß beim Essen sicherstellt.

Auf der Jagd nach dem Ideal

In unserer konsumorientierten Gesellschaft wird dem Menschen ununterbrochen klargemacht, was er für erstrebenswert zu halten hat. Zu solchen Werten gehört auch ein ganz bestimmtes Körperideal, das gesellschaftlich extrem hoch bewertet wird, aber nicht jedermanns Sache ist. Es wird nicht akzeptiert, daß es verschiedene Körperbautypen mit erheblichen natürlichen Variationen in Figur und Gewicht gibt. Die von Fitneß- und Jugendkult immer stärker geprägte Gesellschaft akzeptiert nur eine idealtypische schlanke Figur, auch wenn sie um den Preis eines auf Dauer krank machenden Ernährungsverhaltens (Diätmißbrauch) erreicht werden muß.

Forderung 2: Persönliche Voraussetzungen beachten

Ernährungsempfehlungen müssen daher auch die konstitutionellen Voraussetzungen eines Menschen berücksichtigen. In ein allgemeingültiges Ernährungskonzept sind diese Überlegungen bisher nicht aufgenommen worden. Genauso vernachlässigt wurden auch die kulturellen und sozialen Aspekte, die unser Eßverhalten wesentlich prägen – also etwa religiöse Vorbehalte oder berufsbedingte Ernährungsgewohnheiten.

Genuß und Gesundheit – kein Widerspruch

Gesunde Gourmets

Die meisten Menschen möchten sich gesund ernähren. Dennoch schreckt viele nichts so sehr von dem Verzehr bestimmter Lebensmittel ab wie der Hinweis: Das ist gesund. Was gesund ist, schmeckt meist nicht – ein Vorurteil, das sich hartnäckig hält. Dabei beweisen gerade erstklassige Köche Tag für Tag das Gegenteil. In der Gourmetküche werden ausschließlich frische, naturbelassene und qualitativ hochwertige Produkte verarbeitet. Dies sind alles Kriterien, nach denen auch gesundes Essen zusammengestellt wird.

Versuchen Sie Ihre Mahlzeiten in einer entspannten Atmosphäre einzunehmen. Und denken Sie daran, daß auch das Auge mitißt!

Wie Umfragen zeigen, hat der Genußwert des Essens von allen Auswahlmotiven bezüglich der Nahrung den höchsten Stellenwert. Ein Ernährungskonzept, das erfolgreich sein will, muß daher neben dem Gesundheitswert auch den Genußwert der Speisen betonen.

Genußmittel mit einbeziehen

Zu einer genußvollen Ernährung gehören auch die von den meisten Ernährungsratgebern und -beratern geschmähten Genußmittel wie alkoholische Getränke oder Kaffee. Wie verschiedene wissenschaftliche Untersuchungen zeigen, ist ein mäßiger Konsum von Genußmitteln keineswegs gesundheitsschädlich. Vor allem dem Rotwein wird neuerdings eine gesundheitsfördernde Wirkung im Hinblick auf die Verhütung von Herz-Kreislauf-Erkrankungen zuerkannt.

Ein Verbot von Genußmitteln erhöht oft nur deren Reiz. Entscheidend ist hier wie so oft das richtige Maß.

Forderung 3: Genuß beim Essen fördern

Eine moderne Ernährungslehre hat dem Genuß beim Essen Rechnung zu tragen. Nicht nur, daß kaum ein Nahrungsmittel – sofern es mäßig genossen wird – wirklich schädlich ist; eine Mahlzeit, die die verschiedenen Sinne anspricht, wird auch wesentlich ruhiger und entspannter eingenommen. Das wiederum kommt der Verdauung zugute und beugt nervösen Störungen wie Magen- oder Darmbeschwerden vor.

19

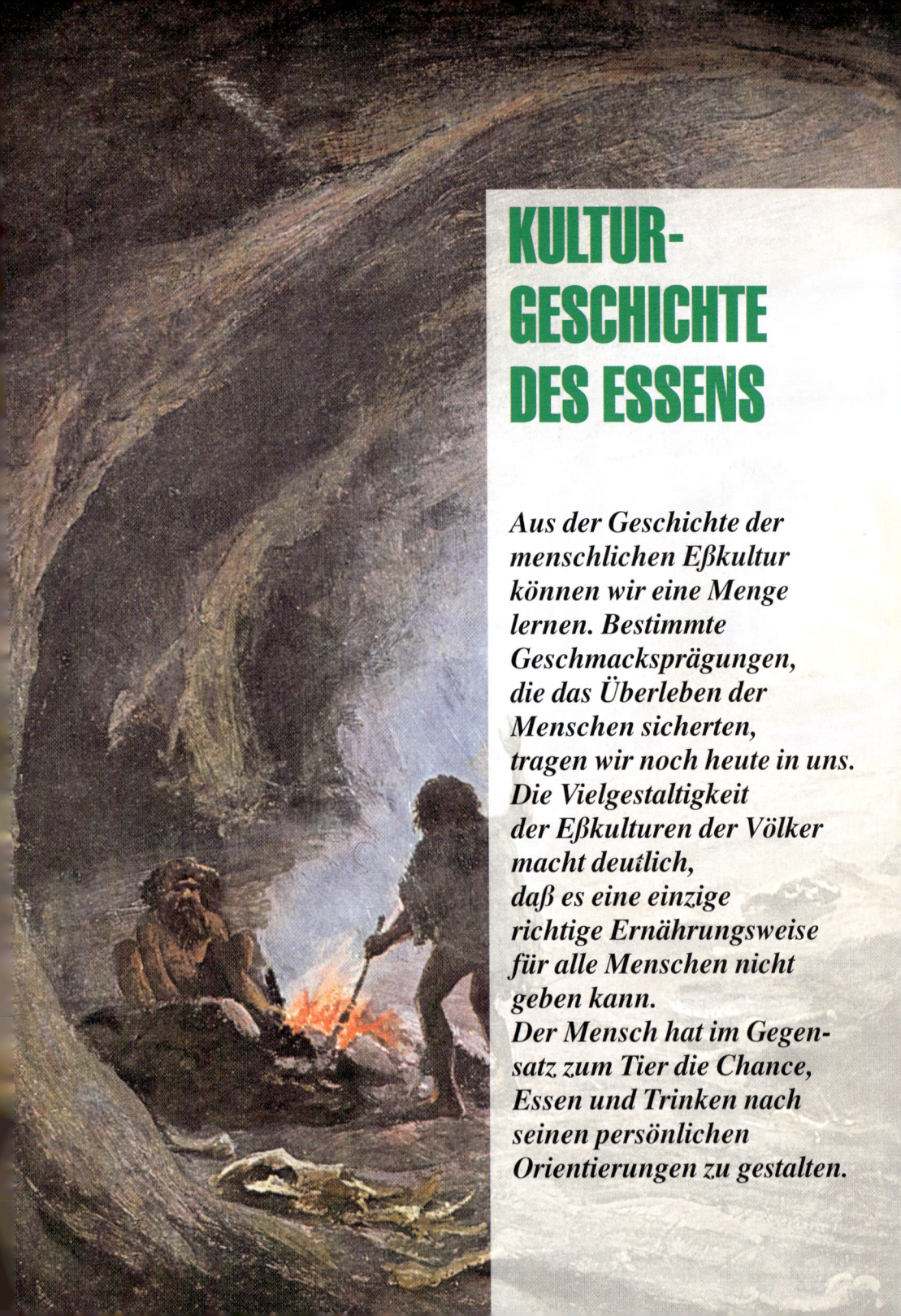

KULTUR-GESCHICHTE DES ESSENS

Aus der Geschichte der menschlichen Eßkultur können wir eine Menge lernen. Bestimmte Geschmacksprägungen, die das Überleben der Menschen sicherten, tragen wir noch heute in uns. Die Vielgestaltigkeit der Eßkulturen der Völker macht deutlich, daß es eine einzige richtige Ernährungsweise für alle Menschen nicht geben kann.
Der Mensch hat im Gegensatz zum Tier die Chance, Essen und Trinken nach seinen persönlichen Orientierungen zu gestalten.

Essen – früher und heute

Von der Steinzeit ins Industriezeitalter

Auf der Suche nach den Beweisen für die eine natürliche, richtige, optimale Ernährungsweise begeben sich Ernährungsforscher weit zurück bis in die Steinzeit, um aus den damaligen Lebensbedingungen abzuleiten, welche Nahrung die für den Menschen artgerechte ist. Begleiten wir also die Ernährungshistoriker zurück in die Vergangenheit, um aus der Geschichte zu lernen.

Erst in unserem Jahrhundert wurde es möglich, Lebensmittel als Massenprodukte industriell herzustellen oder zu verarbeiten.

Vom Beginn der Menschheit

Seit seinem Auftreten haben sich die Eßgewohnheiten des Menschen immer wieder verändert. Diese Veränderungen verliefen allerdings in extrem großen Zeiträumen. Der längste wird charakterisiert als die Phase der Jäger und Sammler – zwischen dem Auftreten des Homo sapiens vor einer Million und dem Beginn des Ackerbaus vor etwa 10000 Jahren –, in der sich erste bestimmte Geschmacksvorlieben ausbildeten. Im Laufe der Entwicklungsgeschichte veränderten drei Ereignisse die Ernährung des Menschen tiefgreifend:
- Die Nutzbarmachung des Feuers
- Die Entwicklung von Ackerbau und Viehzucht
- Die industrielle Massenproduktion von Lebensmitteln

Sammler und Jäger

Als älteste Vorfahren des Menschen gelten die etwa vor 14 Millionen Jahren als Familie der Ramapithecinen aus einer Gruppe von Waldaffen hervorgegangenen Urmenschen. Charakteristisch für die Nahrungssuche waren das Jagen von Tieren mit den ersten aus Steinen gefertigten Waffen und das Sammeln von Pflanzen. Auf dem Speisezettel der Jäger und Sammler standen neben diversen Früchten und Wurzeln auch Insekten, Eichhörnchen, Echsen u.v.a.m. Der Mensch ist also angelegt als enorm anpassungsfähiger »Allesfresser«. Der deutlichste Beleg hierfür ist das menschliche Gebiß mit Schneide- und Mahlzähnen.

Der Geschmackssinn

Um zu überleben, müssen Allesesser wie der Mensch oder auch die Ratte bestimmte biologische Mechanismen entwickelt haben, die die Nahrungsauswahl optimieren und sie vor giftigen Stoffen schützen. Eine zentrale Bedeutung haben, wie zahlreiche Experimente beweisen, der Geschmacks- und der Geruchssinn. Sie sind beim Menschen hochgradig empfindlich.

Z. B. kann ein Mensch eine Natriumsaccharinkonzentration (ein Süßstoff) von 0,04 gr/l Gesamtlösung erkennen. Diese hohe Sensibilität ist – vom Standpunkt der Evolution betrachtet – überlebenswichtig, da mit diesen beiden Sinnen Inhaltsstoffe eines Lebensmittels und seine mögliche Giftigkeit erkannt werden können.

Angeborene Vorlieben

Die Muttermilch entspricht durch ihren leicht süßlichen Geschmack der natürlichen Vorliebe des Säuglings für süße Nahrung.

In der Evolution haben sich allmählich vier Hauptqualitäten des Geschmacks herausgebildet: süß, sauer, salzig und bitter.

Süße Speisen

Besonders für den Menschen zeigen süße Lebensmittel eine gute Energiequelle an, erst reife Früchte schmecken so richtig süß. Dagegen schmecken giftige Pflanzen in der Regel nicht süß.

Wie Untersuchungen bei Säuglingen zeigen, ist die Vorliebe für süße Lebensmittel angeboren. Auch bei Angehörigen von Kulturen, die mit Ausnahme von Milch keine süßen Lebensmittel verwenden, bewirkte der Kontakt mit einem Volk, bei dem Süßes üblich ist, immer eine Veränderung der Ernährungsgewohnheiten in Richtung süß.

Salzig

Eine ähnliche, ebenfalls angeborene Vorliebe existiert für den salzigen Geschmack. Eine Salzvorliebe ist – außer bei neugeborenen Säuglingen – bei allen Menschen zu finden. Wie die Energie in Form von Kalorien ist auch das Salz für zahlreiche Körperfunktionen notwendig. Da es in der freien Natur knapp ist, müssen Tiere ständig nach Salz suchen. Ähnlich erging es vermutlich unseren Vorfahren, die vor der Industrialisierung erhebliche Probleme hatten, ausreichende Mengen an Salz zu finden. Die Fähigkeit, Salz zu schmecken, entwickelt sich beim Menschen im Alter von ungefähr vier Monaten.

Vorsicht bei bitteren Speisen

Die häufig zu findende Ablehnung von bitteren Speisen liegt mit großer Wahrscheinlichkeit in der Evolutionsgeschichte der Menschheit begründet. Da viele giftige Substanzen bitter schmecken, hat der Mensch in seiner Entwicklung gelernt, sich vor bitter schmeckenden Nahrungsmitteln zu hüten.

Fett gibt Sicherheit

Eine weitere Vorliebe des Steinzeitmenschen läßt sich ebenfalls leicht mit den damaligen Lebensbedingungen erklären: die Vorliebe für Fett. Fett ist bekanntlich der Nährstoff mit der größten Energiedichte. Da Nahrung immer knapp war, ist es plausibel, daß Fett als wichtigster Energieträger eine wesentliche Rolle spielte, ja überlebenswichtig war.

Ihr ausgeprägter Geschmackssinn sicherte unseren Vorfahren das Überleben. Durch ihn konnten sie energiereiche von wertloser oder giftiger Nahrung unterscheiden.

Ererbte Nahrungsvorlieben

In der Menschheitsgeschichte haben sich bei der Ernährung bestimmte Vorlieben herausgebildet, die wir auch heute noch in allen Kulturen finden können:
- Die omnivore Anlage (Allesesser)
- Die Bevorzugung energiereicher Nahrung
- Die Vorliebe für süß
- Die Vorliebe für fett
- Die Vorliebe für salzig

Vom Überleben zum Überfluß

Es ist eine beinahe tragikomische Entwicklung, daß sich die Überlebensmittel unserer Geschichte heute in den industrialisierten Ländern, wenn sie im Übermaß genommen werden, zu den Verursachern der größten Gesundheitsprobleme entwickelt haben. Seit Jahrzehnten wird das immer gleichlautende Resümee in den Berichten der

Der Beginn der Kochkultur datiert mit der Nutzbarmachung des Feuers. In der Folge entwickelten sich mit Ackerbau und Viehzucht zwei wichtige Grundlagen unserer Agrarwirtschaft. Die Abbildung stammt aus dem 15. Jahrhundert v. Chr. und zeigt ägyptische Bauern beim Getreidedreschen.

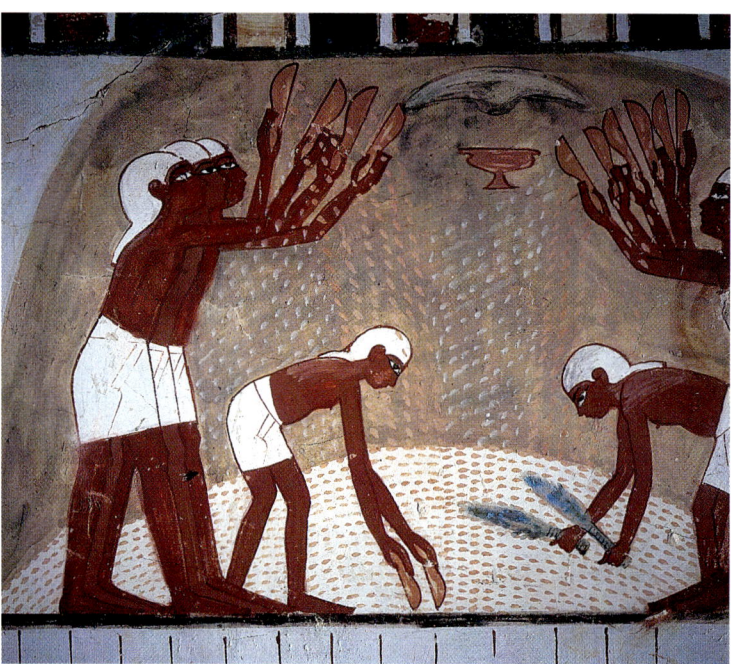

Ein Zuviel an Zucker, Fett oder Salz gilt heute als Hauptrisikofaktor in der Ernährung.

Deutschen Gesellschaft für Ernährung gezogen: Hauptfaktoren für die Entstehung der meisten ernährungsbedingten Krankheiten sind zu viele Kalorien (speziell zuviel Fett), zuviel Zucker, zuviel Salz. Für eine wirksame Ernährungsaufklärung wird dabei deutlich, daß sie allein mit rationalen Argumenten nicht gegen Vorlieben ankommen kann, die tief in den Erbanlagen des Menschen verwurzelt sind. Salz und Zucker in den Speisen gänzlich zu verbieten ist ein von vornherein unrealistisches Unterfangen.

Die Nutzbarmachung des Feuers

Abstand von roher Kost

Vor der Nutzbarmachung des Feuers war die Nahrung der Menschen roh. Krankheitserreger wie Parasiten, Bakterien und Viren, die durch rohe Nahrung übertragen werden können, rafften die damaligen Menschen früh dahin. Die Beherrschung des Feuers brachte somit für den Urmenschen eine wesentliche Verbesserung seiner Ernährung. Mit dem Feuer war es auch möglich, den Speiseplan um roh ungenießbare Pflanzen zu erweitern – indem man sie briet oder kochte – und Nahrungsmittel zu entgiften. Von der Entdeckung des Feuers ging schließlich die Entwicklung der Kochkunst in den verschiedenen Kulturen aus.

Feuer – der Beginn der Kochkultur

Kochen ist die älteste Kunst des Menschen. Bis der Urmensch die Technik des Feuermachens beherrschte, vergingen einige Millionen Jahre. Die bislang früheste Feuerstelle, die gefunden wurde in Choukoutien in China – in der Nähe des heutigen Peking –, stammt aus der Zeit um 350 000 v.Chr. und gehörte zu einer Wohnstatt des sogenannten Pekingmenschen, des Sinanthropus pekinensis.

Ackerbau und Viehzucht

Mit der Entwicklung von Ackerbau und Viehzucht war es möglich, sich vom Zufall der Natur unabhängiger zu machen. Vor rund 10000 Jahren gingen die Menschen vor allem im Vorderen und Mittleren Orient und in Zentralasien zu einer regelmäßigen Landwirtschaft über. Neben der Befreiung von den Unwägbarkeiten der Natur und einer besseren Chance, die schlechten Jahreszeiten zu überbrücken, veränderten sich auch die Lebensmittel der seßhaft gewordenen Menschen. Getreide wie Hirse, Gerste und Weizen wurden kultiviert, Pflanzen und Tiere wurden gezüchtet, es entwickelte sich eine Milchwirtschaft.

Sobald die Menschen seßhaft wurden, begannen sie über die Vorratshaltung von Lebensmitteln nachzudenken, um die schlechten Jahreszeiten zu überbrücken.

Eßkultur entwickelt sich

Die Ausprägung der Eßkultur bei den verschiedenen Völkern und Volksstämmen hing von einem komplexen Netzwerk sozialer, ökologischer, ökonomischer, religiöser und gestalterischer Faktoren ab. Dies wird anhand zahlreicher Beispiele in eindrucksvoller Weise von Marvin Haris belegt, der vor allem die sozialen, ökonomischen und ökologischen Rahmenbedingungen einer Kultur für die Ausbildung

Der berühmte griechische Arzt Hippokrates wies schon vor über 2000 Jahren auf den engen Zusammenhang zwischen Ernährung und Gesundheit hin.

der jeweiligen Eßgewohnheiten verantwortlich macht. Er weist z. B. minutiös nach, daß dem Phänomen der »Heiligen Kühe«, also dem entsprechenden Schlachtverbot in Indien, hauptsächlich klimatische und wirtschaftliche Ursachen zugrunde liegen.

Am Beispiel der jüdischen Speisegesetze wird die Bedeutung der Religion für die Eßkultur deutlich. Keine andere Glaubensgemeinschaft kennt so viele Speisegebote und -tabus wie das Judentum. Die einschlägigen Vorschriften, Kaschruth genannt, enthalten Regeln über die Auswahl der Nahrungsrohstoffe, das Töten von Tieren, die Zubereitung und den Verzehr von Lebensmitteln und über Ernährungseinschränkungen an Feiertagen.

Ernährung und Gesundheit

Wie die Nutzbarmachung des Feuers ist auch die Entwicklung der Landwirtschaft eine Grundbedingung für die Verfeinerung der Eßkultur. In der Antike erschienen dann als Folge die ersten Kochbücher.

Außer Kochrezepten finden sich hierin Hinweise für die Herstellung, Konservierung und Lagerung der Lebensmittel im Haushalt. Einen bedeutenden Platz nahmen auch Empfehlungen für die Vorbeugung gegen und die Behandlung von Krankheiten ein. Kochen und Heilen waren nur zwei Seiten derselben Medaille. Der Begriff »Diaita«, eingeführt von dem griechischen Arzt Hippokrates, von dem sich das Wort »Diät« ableitet, umfaßte ein ganzheitliches Konzept für eine gesunde Lebensweise, zu dem neben einer gesunderhaltenden Ernährung auch andere Bereiche eines gesunden Lebensstils gehörten.

Frühe Kochbücher

Einer der meistgelesenen Kochbuchautoren der Antike war der Römer Marcus Gavius Apicius, Küchenchef von Lukullus, dem ersten berühmten Gourmet.

In den Kochbüchern des Mittelalters wurde der diätetische Anspruch der antiken Autoren fortgesetzt, d. h., die Kochbücher waren keineswegs nur Rezeptsammlungen, sondern umfangreiche Beschreibungen zur Haushaltsführung, zur Vorbeugung und Behandlung von Krankheiten und über die Tischsitten.

Ratgeber zur Lebens- und Haushaltsführung waren neben den Kochbüchern die Hausväterschriften, die ein facettenreiches Abbild der häuslich-familiären Situation in den vorindustriellen Jahrhunderten vermitteln, in denen über 90 Prozent der Menschen in bäuerlichen Verhältnissen lebten.

Essen in Gemeinschaft

Deutlich wird die soziale und kommunikative Bedeutung der gemeinsamen Mahlzeiten in den großen bäuerlichen Hausverbänden, in denen das Gesinde praktisch mit zur Familie gehörte. Erziehung und Bildung wurden hauptsächlich am Eßtisch vermittelt. Das gemeinsame Essen und Trinken bedeutete weit mehr als nur das Stillen von Hunger und Durst.

Der häusliche Tisch war stets ein Ort zur Weitergabe von Wissen zwischen den Generationen, auch wenn dies den Betroffenen meist nicht so bewußt war. Die gemeinsamen Mahlzeiten führten alle Familienmitglieder, Hausangestellte und Gesinde zusammen, um die »Haushalts- und Wirtschaftspolitik« zu besprechen, sich auszutauschen und um Aufgaben zu verteilen.

Kochbücher, die neben Rezepten auch nützliche Ratschläge zu Gesundheitsfragen und zur Vorratshaltung enthielten, gibt es bereits seit der Antike.

Hungersnöte und Seuchen

Wir brauchen der »guten alten Zeit« nicht nachzutrauern, in der es mangels chemischen Know-hows doch nur glückliche und mit reichlich natürlichen Lebensmitteln versorgte Ökobauern gegeben haben müßte. Bei allem Fortschritt, den die Entwicklung der Landwirtschaft und damit einer bäuerlich geprägten Gesellschaft für die Ernährungssituation mit sich brachte, wurde die Bevölkerung des vorindustriellen Zeitalters immer wieder von verheerenden Hungersnöten heimgesucht. Naturkatastrophen, schlechte Ernten und Kriege waren Auslöser für Hunger und Seuchen, die die Bevölkerung ganzer Städte und Landstriche dezimierten.

Die Ernährungsgeschichte der Zeit zwischen dem Mittelalter und dem 19. Jahrhundert ist untrennbar mit dem Mangel an Lebensmitteln und dem Hungerleiden verbunden. Für die arme Bevölkerung war das Hungern eher der Alltag als die Ausnahme.

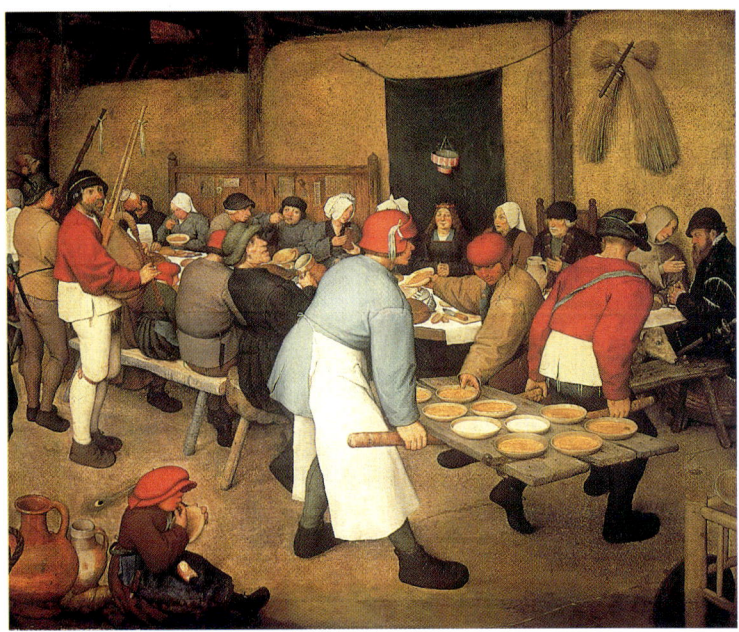

Ein sehr realistisches Bild, auch wenn die Perspektive etwas defekt ist. Bis weit ins 17. und 18. Jahrhundert hinein bestand die Nahrung der bäuerlichen Schichten Mitteleuropas in der Hauptsache aus Getreidebrei.

Ernährung im Industriezeitalter

Trotz moderner Lebensmittelverarbeitung und verbesserter Lagerhaltung gab und gibt es auch im 20. Jahrhundert immer noch Hungersnöte.

Vom 19. zum 20. Jahrhundert gab es in allen Bereichen der menschlichen Kultur rasante Entwicklungen. Auch die Ernährungsgewohnheiten vieler Menschen wurden in knapp 100 Jahren durch die neue Lebensmitteltechnologie revolutioniert. Die Nahrungsmittel konnten erstmals in Massen verarbeitet und verteilt werden, und auch die Lagerhaltung verbesserte sich schlagartig.

Die Eigenerzeugung von Lebensmitteln in Haus, Hof und Garten wurde abgelöst von der beinahe ständigen Verfügbarkeit der Produkte in der arbeitsteiligen Konsumgesellschaft. Allerdings geschah dies nicht von heute auf morgen: Noch im Jahre 1860 wurden in Deutschland zwei Drittel aller Brote im Haus gebacken, was heutzutage kaum mehr vorstellbar ist.

Das Essen – nicht mehr ursprünglich

Mit der Überproduktion veränderte sich auch die Bedeutung der Lebensmittel für die Menschen. Wer ist heute noch dabei, wenn ein

Schwein geschlachtet wird? Allenfalls wenn man in der Nähe eines Schlachthofes wohnt, hört man manchmal die Tiere quieken. Die Zubereitung der Speisen wird uns leichtgemacht durch vorgefertigte Produkte wie Tiefkühlkost. Wir müssen sie nur in die Mikrowelle schieben, und das Menü ist in zwei Minuten fertig!

Essen als sozialer Akt

Man nimmt sich auch zum Essen immer weniger Zeit, nur noch selten finden die Mahlzeiten gemeinsam mit der Familie statt. Dabei sollte man sich bewußt machen, wie sehr das die sozialen und kommunikativen Strukturen in der Familie zerstört. Nach wissenschaftlichen Untersuchungen wird eine Verbindung zwischen dem Verlust der gemeinsamen Mahlzeiten und der zunehmenden Orientierungslosigkeit, einhergehend mit Suchtproblemen und psychischen Störungen, gesehen.

Internationale Küche

Die Entwicklung der Eßkultur hat dazu geführt, daß in der modernen Industriegesellschaft ein buntes Nebeneinander von Eßstilen, Einstellungen zum Essen und Eßgewohnheiten herrscht. Alte Regeln und Orientierungen sind nicht mehr in dem Maß gültig und verbindlich wie früher. Die Erfahrung, daß das Angebot an Lebensmitteln begrenzt sein kann, gehört längst der Vergangenheit an. Die Freiheit der Auswahl ist beinahe grenzenlos, aus dem mühsamen Suchen nach Nahrung ist ein Entscheidungsprozeß geworden, der sich vor jeder Mahlzeit neu stellt.

Wir können heute fast überall Lebensmittel aus aller Welt kaufen. Dennoch spielen regionale Speisen in unserer Ernährung nach wie vor die Hauptrolle.

An Traditionen festhalten

In der Gastronomie und den Lebensmittelsortimenten findet man heute ein Nebeneinander von regionalen und exotischen, nostalgischen und neuen Angeboten. Man spricht dabei von einer multikulturellen Ernährungsweise.

Zugleich weiß man aber, daß regionale Speisen und Speisegewohnheiten außerordentlich konstant sind. Solange es möglich ist, versuchen Menschen an ihren Eßgewohnheiten festzuhalten, auch in fremder Umgebung. Das Eigene und das Fremde werden am ehesten offensichtlich, wenn Menschen ihre vertrauten sozialen und ökologischen Umgebungen wechseln. Fast alle Wissenschaftler, die sich mit diesem Gebiet beschäftigt haben, stellten in dieser Situation einen erstaunlichen Geschmackskonservativismus bei den Betroffenen fest.

Überprüfen Sie selbst, ob diese Änderungen im Ernährungsverhalten auch auf Sie zutreffen!

Vorsicht, Falle – was beim Essen heute zu kurz kommt

● **Verlust der Wertschätzung**
Die Kinder heute müssen keine Erfahrungen mit Versorgungsengpässen oder gar Hungersnöten sammeln. Damit wissen sie nicht, wie schlimm es ist, wenn man nichts zu essen hat. Der pädagogisch berühmt-berüchtigte Hinweis, daß Kinder in Afrika Hunger leiden, während die eigenen Kinder ihren vollen Teller stehenlassen, beeindruckt keinen Teenager in den reichen Industrienationen.

● **Ohne Beziehung zur Herkunft**
Lebensmittel sieht man heute nur noch teilzubereitet und verpackt in bunten Schachteln und Beuteln. Selbst die Grundnahrungsmittel in den Supermärkten lassen kaum noch Rückschlüsse auf die Herkunft der Lebensmittel zu.

● **Verlust der Lebensmittelidentität**
Lebensmittel werden meist in den gleichen Geschäften angeboten wie Non-food-Artikel (Putzmittel, Deo, Seife, Katzenstreu). Sie unterscheiden sich in ihrer Verpackung und dem massenhaften Angebot kaum mehr von Produkten wie Waschmittel oder Taschentücher.

● **Verlust der emotionalen Beziehung**
Die gemeinsame Zubereitung des Essens und die Mahlzeiten im Familienkreis nehmen in unserer Gesellschaft drastisch ab. Statt dessen wird hauptsächlich außer Haus gegessen und meist unter Zeitdruck. Die emotionale Bindung an bestimmte Lebensmittel (z. B. an selbstgebackene Plätzchen zur Weihnachtszeit), Eßrituale und Eßtraditionen in der Familie geht bis auf wenige Reste verloren.

Leben im Widerspruch

Dem Festhalten an Gewohntem steht also eine multikulturelle Ernährungsweise gegenüber. Wie läßt sich angesichts der Beständigkeit der regionalen Speisegewohnheiten die Entstehung der internationalen oder »heimatlosen« Küche der Fast-food-Ketten mit Pommes frites, Hamburger und Cola erklären?

Hierzu nennt der Sozialwissenschaftler Professor Tolksdorf einige der wichtigsten Ursachen:

- Der wachsende Reichtum der Industrienationen
- Die schnelle Entwicklung der Ernährungsindustrie
- Die Standardisierung der Nahrung durch die Lebensmittelkonzerne
- Den Zuzug von über 20 Millionen Neubürgern nach Deutschland
- Die hohe innere Mobilität (50 Prozent der Bürger leben in Bundesländern, in denen sie nicht geboren sind)
- Den wachsenden Tourismus
- Eine schnell zunehmende Individualisierung

Die Fast-food-Kultur

Die sogenannte heimatlose Küche hat mittlerweile fast überall auf der Welt Fuß gefaßt. Eine Großstadt ohne Hamburgerrestaurants wird man kaum mehr finden. Insofern hat das Angebot der Fast-food-Kultur längst mehrere Generationen in wichtigen Entwicklungsphasen geprägt und ist bei ihnen auch emotional verankert.

Der Erfolg der Fast-food-Kultur in aller Welt ist auch auf das veränderte Ernährungsverhalten der jungen Generation zurückzuführen.

Schattenseiten des Nahrungsüberflusses

Die im vierjährigen Abstand veröffentlichten Ernährungsberichte der Deutschen Gesellschaft für Ernährung zeigen deutlich die Konsequenzen der nach dem Zweiten Weltkrieg gewonnenen Freiheit bei der Nahrungsauswahl. Die plötzlich massenhafte Verfügbarkeit von früher eher knappen Lebensmitteln wie Fleischwaren, Süßigkeiten, salzreichen Produkten und energiereichen Lebensmitteln hat zwar den Hunger beseitigt, aber neue Probleme in Form der sogenannten ernährungsabhängigen Krankheiten geschaffen. Die Kosten dieser Krankheiten für die Volkswirtschaft werden auf ca. 100 Milliarden DM beziffert.

Wir sind Allesesser

Heute werden bestimmte Pflanzen oder Tiere als Nahrungsmittel wieder neu entdeckt. Restaurants, in denen z. B. Insekten als Delikatesse angeboten werden, sind in bestimmten Kreisen durchaus im Trend.

Kehren wir nun zurück zu unserer anfänglichen Suche nach Hinweisen auf die eine richtige Ernährungsform für alle Menschen, so können wir nach dem Studium der Geschichte konstatieren: Die Grundannahme, es gäbe eine einzige artgerechte Ernährungsweise des Menschen, steht auf wackligen Beinen!

Alles Eßbare wurde auch gegessen

Fazit ist: Menschliche Ernährung ist gekennzeichnet von einer beinahe unüberschaubaren Vielgestaltigkeit, wie sie sich in der Speisenauswahl und Zubereitung zeigt. Praktisch alle Pflanzen und Tiere, abgesehen von denen, die für den Menschen giftig sind oder in einer bestimmten Weise extrem schmecken, wurden auch zubereitet. Erst im Verlauf der kulturellen Entwicklung bildeten sich Speisetabus heraus.

Essen und Trinken der Völker

Lernen aus der Vielfalt

Ernährungswissenschaftler auf der ganzen Welt sind auf der Suche nach der einzig richtigen Ernährung für den Menschen. Die naturwissenschaftlich orientierten Ernährungsfachleute und die Vertreter der sogenannten alternativen Ernährungsformen stehen sich hier in nichts nach. Schließlich erwarten Verbraucher und Medien aller Richtungen von den Fachleuten in Sachen Ernährung Patentrezepte, d. h. die genaue Beschreibung der »ultimativ richtigen« Ernährungsweise oder Diät.

Welche Ernährungsform ist die richtige?

Der Beantwortung dieser Frage steht jedoch die Erkenntnis gegenüber, daß sich die Ernährung in der Menschheitsgeschichte ständig weiterentwickelt und dabei immer mehr differenziert hat. In jedem Land, in jeder Gemeinde wird nach bestimmten tradierten Vorstellungen zubereitet und gegessen.

Wie in so vielen Lebensbereichen sucht man auch in der Ernährung gerade wegen der unüberschaubaren Auswahl an Nahrungsmöglichkeiten immer stärker nach Informationen und Anleitungen für eine natürlich-körperliche Befriedigung des Eßbedürfnisses.

Das Beispiel Milch

Dabei ist es doch eindrucksvoll, die Mannigfaltigkeit an Ernährungsgewohnheiten zu beobachten, z. B. das Schweinefleischverbot bei Juden und Moslems, die »Heiligen Kühe« der Hindus oder die Milchaversion von Asiaten.

So haben die Chinesen und andere Völker in Ost- und Südasien nicht einfach eine Abneigung gegen Milch, sie verabscheuen sie zutiefst und reagieren ähnlich schockiert auf die Aussicht, ein Glas Milch trinken zu müssen, wie ein Europäer vermutlich auf das Angebot eines guten Schlucks frischen Schildkrötenblutes.

Betrachten wir den Speisezettel der Chinesen im Hinblick auf einen genügend großen Kalziumgehalt, so wird deutlich, daß sie auch ohne Milch eine ausreichende Kalziummenge aufnehmen. Kohlsorten, Spinat und sonstige dunkelgrüne Blattgemüse zusammen mit einer Vielzahl von Sojaprodukten garantieren die Aufnahme einer ausreichenden Menge an Kalzium. Hinzu kommt ein sonnenreiches Klima, das auch die Vitamin-D-Bildung ermöglicht (verhindert Rachitis). Da die Chinesen Milch nicht als Kalziumquelle benötigten, mußte sich auch ihr Körper nicht darauf einstellen und daran anpassen.

Die meisten Asiaten verabscheuen Milch, die Europäer dagegen gehören mit ca. 113 Millionen Tonnen pro Jahr zu den Hauptverbrauchern dieses Produktes.

Was ist natürlich?

Besonders viel Unsinn ist im Zusammenhang mit der Bewertung von Milch- und Milchprodukten zu lesen. Den Lesern wird allen Ernstes vom Milchverzehr abgeraten mit der Begründung, es sei unnatürlich, daß der Mensch als einziges Lebewesen die Milch artfremder Lebewesen trinkt. Begibt man sich auf das Niveau solcher Argumentationen, so wäre es konsequent, sämtliche kulturellen Errungenschaften der Menschheit wie z. B. das Wohnen in Steinhäusern oder das Fahrradfahren abzuschaffen, da dies auch in hohem Maße »unnatürlich« ist.

Das einfache Mahl

In der afrikanischen Küche sind nicht die Anzahl und Vielfalt der Nahrungsmittel von Bedeutung, sondern ihre Qualität und ihre Kombination.

Ein Beispiel, das dem an vielfältige, abwechslungsreiche Speisen gewöhnten Europäer schwer vorstellbar erscheint, ist das Phänomen des »einfachen Mahles« bei den Kel Ewey, einem Volksstamm der Tuareg in der südlichen Zentralsahara des Staates Niger.

Das Alltagsessen der Kel Ewey ist sehr einfach und jeden Tag das gleiche. Zum Frühstück trinken sie »eghale«, ein Gemisch aus Hirse, Käse und Datteln, das mit Wasser angerührt wird. Zum Mittag- und Abendessen gibt es »ashin«, eine Art Polenta aus Hirse, in einer Holzschüssel serviert, in die zusätzlich gesäuerte Kamel- oder Ziegenmilch geschüttet wird. Die beiden Gerichte »ashin« und »eghale« werden das ganze Jahr über jeden Tag gegessen. In der Sicht der Kel Ewey ist die einfache Kost weder ein Zeichen von Armut noch von Barbarei, sondern in jeder Hinsicht ausgezeichnet. Sie rühmen ihr »eghale« nicht zuletzt deshalb, weil es trotz seiner einfachen Zusammensetzung vollkommen ist und jeden Tag getrunken werden kann.

Fremde Völker haben sich bisweilen eine Eßkultur bewahrt, die uns reichen Mitteleuropäern oft primitiv erscheint. Dabei ist es eine wirkliche Kunst, einfache Grundzutaten so zuzubereiten, daß sie hohen Ansprüchen genügen und nicht langweilig werden.

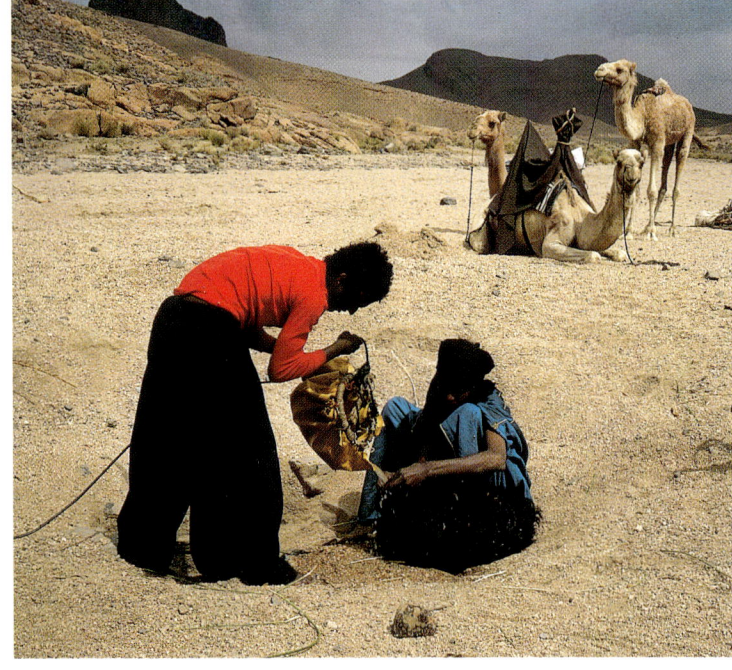

Hohe Qualitätsansprüche

Gemessen an europäischen Standards mag das Essen der Kel Ewey ärmlich sein, aber nicht nach ihren eigenen. Sie bewerten ihre Gerichte hoch und beneiden die Europäer nicht um ihr Essen. Sie benutzen zwar nur wenige Nahrungsmittel, aber bei diesen sind ihre Qualitätsansprüche hoch. Die besten Datteln beispielsweise verkaufen sie nicht, sondern essen sie selber, während arme Leute überall in der Welt das Hochwertige und Teure verkaufen und das weniger Wertvolle behalten.

Berühmtberüchtigt waren die Festessen in früheren Zeiten. Im Mittelalter und in der frühen Neuzeit wurden bei Hochzeiten und ähnlichen Festen oft Unmengen vertilgt, auch wenn für den Rest des Jahres dann wieder Schmalhans Küchenmeister war.

Die ausgewogene Ernährung

Vielleicht können wir von den Kel Ewey eine ganze Menge lernen, was die Kriterien für eine gute Ernährung angeht. Es besteht kein Zweifel, daß ihre Ernährungsweise gesund und bekömmlich ist. Auch der Sättigungswert und der Geschmack werden von den Kel Ewey hervorgehoben. Betrachtet man die Grundprinzipien dieser Kost, so werden drei wesentliche Kriterien erfüllt:

- Eine hohe Qualität der Ausgangsprodukte
- Eine sorgfältige und schonende Verarbeitung
- Eine ausgewogene Kombination

Soziale Gleichheit beim Essen

Die Bewertung des einfachen Mahls als vollkommenes Essen ist charakteristisch für die afrikanische Kultur. Sie kommt gänzlich ohne die Unterscheidung einer klassenspezifischen Küche aus.

In den Beschreibungen der bäuerlichen Alltagskost im vorindustriellen Europa dominieren eher negative Einschätzungen der faden und eintönigen Brei-, Mus-, Suppen- oder Brotkost, die die Mehrheit der Menschen von den wenigen Fleischessern trennte. Von den kargen und eintönigen Mahlzeiten heben sich die Festspeisen ab, die auch der bäuerlichen Küche ihren Glanz gaben.

Bei der Ausprägung der europäischen Eßkultur spielte also im Gegensatz zur afrikanischen Kultur die soziale Schichtung eine bedeutende Rolle. Die oberen Schichten entwickelten einen eigenen kulti-

Einfache Mahlzeiten sind heute in bestimmten Kreisen in Mißkredit geraten, da Eßgewohnheiten auch von der sozialen Stellung des Menschen abhängig sind.

vierten Stil, um sich von den unteren Schichten deutlich abheben zu können, während die unteren Schichten die »Haute Cuisine« nachahmten. Diese Dynamik führte dann zu immer stärker verfeinerten Gerichten, die schließlich die Grundlagen für die moderne Gourmetküche bildeten.

Ohne Maß

Das Lob des einfachen Mahles steht allerdings auch in der Tradition von Kulturkritikern, die Völlerei und Luxus im Essen anprangern und sich vor allem auf die Diätetik des Hippokrates berufen.

Hippokrates als Ernährungswissenschaftler

Die hippokratische Medizin integrierte die Ernährung in eine allgemeine diätetische Therapie mit den Elementen Bewegung, Abhärtung und Entspannung. Viele Krankheiten wurden mit falscher Ernährung in Verbindung gebracht. Es ging vor allem darum, naturnahe Nahrung zu bevorzugen, mäßig zu essen und zu trinken und ab und zu Fasten- oder Trinkkuren durchzuführen.

Die beiden Extreme uneingeschränkter Genuß und asketische Zurückhaltung beim Essen sind also nicht neu. Es ist das Ernährungsverhalten von vielen: Schlemmerei oder Diäthalten.

Natur und Eßkultur

Food Design kontra Steinzeiternährung

Mit den heutigen Möglichkeiten in der Erzeugung von Nahrungsmitteln kann unser tägliches Essen richtiggehend »gestaltet« werden. Die moderne Lebensmitteltechnologie ist mit Hilfe des Einsatzes von Zusatzstoffen, z. B. natürlichen oder künstlichen Farbstoffen, Stabilisatoren, Emulgatoren, Konservierungsstoffen, und gentechnischen Verfahren in der Lage, Nahrungsmittel nach Vorlage eines »Food Designers« zu produzieren. Die Gegenbewegung zu einer solcherart künstlich gewordenen Ernährung ist die Rückbesinnung auf Ursprüngliches. Dabei landet man schon fast wieder bei der Steinzeit: Naturbelassen soll die Nahrung bleiben, roh und unbehandelt.

Man muß kein Körnerbeißer sein

Das hat aber nichts mehr mit dem eigentlichen Konzept der Vollwerternährung zu tun. Der Ernährungswissenschaftler und Mediziner Professor Kollath fordert: »Laßt die Nahrung so natürlich wie möglich.« Seine Ideen werden leider häufig mißverstanden. Naturbelassenheit wird von vielen Menschen gleichgesetzt mit Rohkosternährung. Die Folge ist, daß Vollwerternährung mit »Körnerfressen« gleichgesetzt wird. Auf dem Weg zurück zur Natur werden dabei Geschmack und Bekömmlichkeit geopfert.

Natürliche Ernährung – gibt es das?

Der Mensch hat im Laufe seiner Entwicklung die Nahrung für seine Zwecke umgeformt. Die durch Züchtung veredelten Pflanzen und domestizierten Tiere haben sich von ihrer ursprünglichen Bestimmung weit entfernt, so daß man eigentlich gar keine Grenzen zwischen Natur und Kultur mehr ziehen kann.

In der nostalgischen Sehnsucht nach einer alten, angeblich natürlichen und von Chemikalien reinen Nahrung wird übersehen, daß alle Nahrung bis auf die Muttermilch in irgendeiner Form verändert und entfremdet ist: Aus einem Ei soll eigentlich ein Küken werden, die Milch ist für die Aufzucht eines Jungtieres bestimmt, und aus dem Getreidekorn soll ein neuer Getreidehalm werden.

Die Anpassungsfähigkeit des Menschen sicherte ihm historisch betrachtet sein Überleben. Dabei spielte die Umstellung der Ernährung eine nicht unerhebliche Rolle.

Meister der Anpassung

Im Gegensatz zum tierischen folgt menschliches Verhalten nicht eindeutigen biologischen Regeln, da der Mensch von biologischer Eindeutigkeit eines Verhaltens, wie es die Tiere zeigen, zu biologischer Mehrdeutigkeit emanzipiert ist. Er ist dadurch in der Lage, in verschiedensten Umwelten zu leben, denn er kann sich seiner jeweiligen Umwelt anpassen – etwa durch eine entsprechende Umstellung der Ernährung.

37

Menschliche und tierische Nahrung

Im Unterschied zum Tier hat der Mensch die Freiheit, seine Nahrungsmittel selbst auszuwählen und zuzubereiten. Diese Gestaltungsfreiheit bringt aber für viele Menschen auch Probleme mit sich.

Der Unterschied zwischen menschlicher und tierischer Nahrung besteht im wesentlichen darin, daß Menschen ihre Ernährungsweise selbst gestalten. Die Ausprägung als Allesesser (Omnivorus) hat der Mensch mit einigen Tieren gemeinsam; sie ermöglicht ihm z. B. eine Anpassung an verschiedenste ökologische Umgebungen. Trotzdem gibt es auch hier noch einen wichtigen Unterschied: Dem Menschen ist keine Ernährungsweise natürlich vorbestimmt, sondern er bestimmt sie selbst.

Menschen wählen ihre Lebensmittel aus und bereiten sie zu. Während sich Tiere nur von bestimmten Tieren und Pflanzen ernähren können, die für sie natürlich und unmittelbar als eßbar in Frage kommen, sind die Lebensmittel und Speisen, von denen sich der Mensch ernährt, von Natur aus nicht vorbestimmt.

Der natürliche Nahrungsspielraum vieler Tiere ist sehr begrenzt. So kann der Koalabär sich nur von Eukalyptusblättern ernähren. Eingriffe in das natürliche Ökosystem, die die Nahrungsbasis verändern, können darum sehr schnell das Überleben einzelner Tierarten gefährden. Der Mensch kann dagegen in beinahe allen Gebieten überleben, da er Pflanzen und Tiere findet, von denen er sich ernähren kann, oder Techniken entwickelt, um seine Ernährung zu sichern. Er wählt Pflanzen und Tiere aus, bereitet sie zu und bewertet sie mit diesem kulturellen Akt als Lebensmittel und damit als eßbar.

Essen ist mehr als überleben

Zwischen den natürlichen und kulturellen Momenten beim Essen und Trinken besteht also kein zwangsläufiger Gegensatz; immer sind beide vorhanden. So hat jede Nahrungsaufnahme eine körperliche Bedeutung – das Hungerbedürfnis muß gestillt werden, der Körper braucht Energie. Und umgekehrt geht auch in extremen Hunger- und Notzeiten die soziokulturelle Dimension des Essens nicht verloren.

Nach der Reproduktion kommt der Genuß

Verschiedene Motive und Orientierungen können die Gestaltung des Essens und Trinkens leiten und so dieses Lebensgebiet mit Sinn ausstatten. Menschen schaffen ihre eigene Ernährungsweise und verwirklichen in der Gestaltung verschiedene Orientierungen und Motive. Bei Tieren stehen immer die körperliche Reproduktion und vor allem die Arterhaltung im Vordergrund.

Der Mensch hat hingegen die Chance, Essen und Trinken genuß- und gesundheitsorientiert oder anderweitig zu gestalten.

Angepaßte Regeln finden

Die Freiheit der Gestaltung wird jedoch von vielen als Überforderung empfunden. Das überreiche Angebot an verschiedenartigen Lebensmitteln, Rezepten und – leider auch – Ernährungslehren führt in der industriellen Überflußgesellschaft zu einer zunehmenden Orientierungslosigkeit. Die Schwierigkeit einer sinnvollen Ernährungsberatung besteht darin, dem Menschen seine Freiheit nicht zu nehmen und ihm dabei trotzdem ganz individuelle Richtlinien und Orientierung für sein Eßverhalten geben zu können.

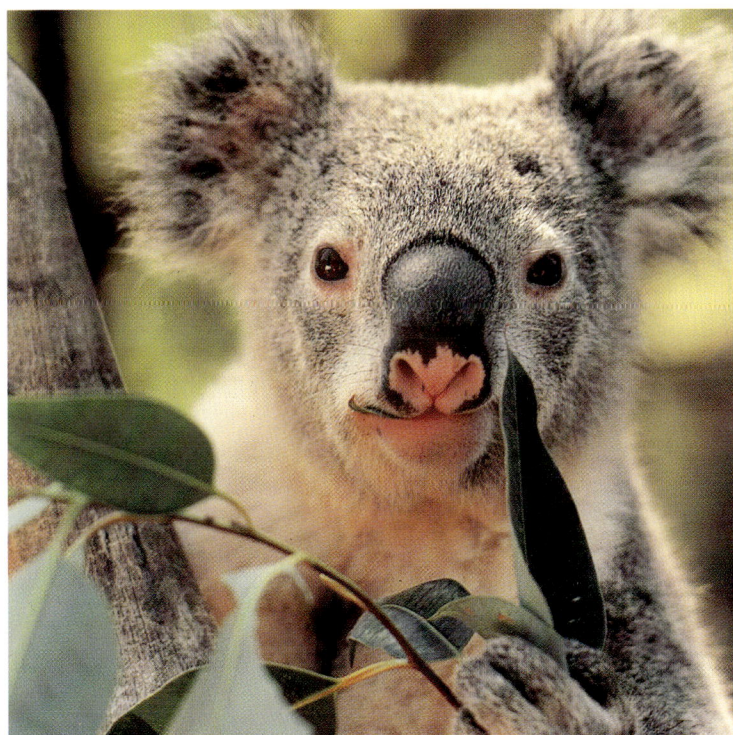

Manche Tiere haben sich im Lauf der Entwicklungsgeschichte auf ganz wenige Nahrungsmittel spezialisiert. Im Gegensatz zum Koalabär, der ausschließlich Eukalyptusblätter zu sich nimmt, ist der Mensch ein Allesesser und hat sein Nahrungsangebot durch die Ausbildung einer Kochkultur zusätzlich erweitert.

39

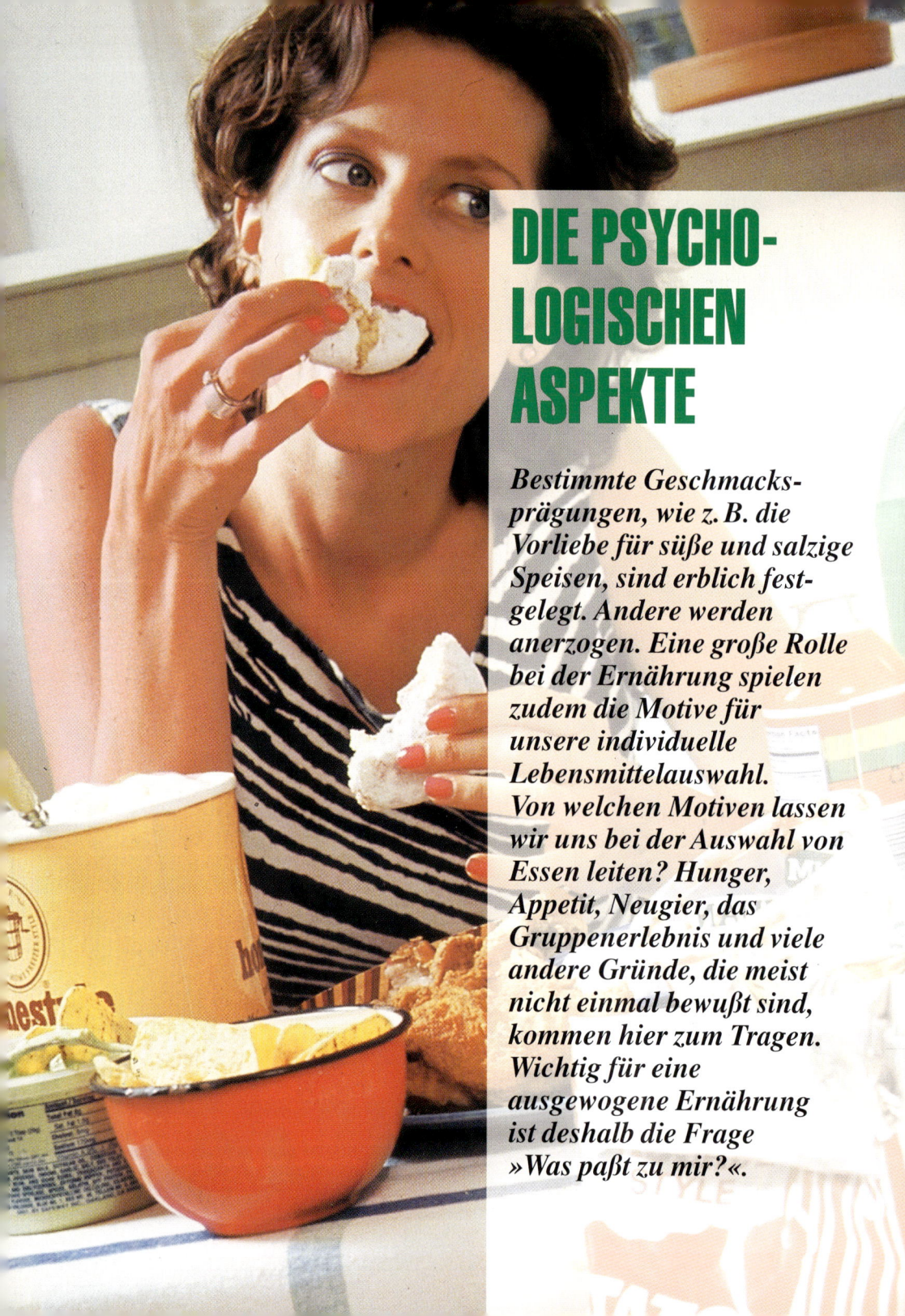

DIE PSYCHO-LOGISCHEN ASPEKTE

Bestimmte Geschmacks-prägungen, wie z. B. die Vorliebe für süße und salzige Speisen, sind erblich fest-gelegt. Andere werden anerzogen. Eine große Rolle bei der Ernährung spielen zudem die Motive für unsere individuelle Lebensmittelauswahl. Von welchen Motiven lassen wir uns bei der Auswahl von Essen leiten? Hunger, Appetit, Neugier, das Gruppenerlebnis und viele andere Gründe, die meist nicht einmal bewußt sind, kommen hier zum Tragen. Wichtig für eine ausgewogene Ernährung ist deshalb die Frage »Was paßt zu mir?«.

Psychologie des Essens und Trinkens

Die Prägung des Geschmacks

Das seelische Empfinden

Die historische und die kulturwissenschaftliche Betrachtung der menschlichen Ernährungsgewohnheiten erklärt das Zustandekommen typischer Nahrungsvorlieben und -abneigungen der Völker und Volksstämme.

Wie wir aus eigener alltäglicher Erfahrung wissen, gibt es nicht nur individuell verschiedene Vorlieben beim Essen und Trinken, sondern auch deutliche Unterschiede in den Eßgewohnheiten verschiedener Nationen. So ist Italien berühmt für Pizza und Pasta, und ein Boeuf Bourguignon kann nur aus Frankreich kommen. Dennoch mag nicht jeder Deutsche Sauerkraut oder frühstückt üppig mit Wurst und Käse, wie es das Bild des Deutschen im Ausland vorgibt.

Aus ernährungspsychologischen Untersuchungen können wir mehr über den individuellen Geschmack, die Gründe für verschiedene Geschmacksausprägungen und die Motive für die Lebensmittelauswahl erfahren.

Trotz oder gerade wegen der kindlichen Vorliebe für Süßes sollte man Kindern unterschiedliche Nahrungsmittel, z.B. verschiedene Obstsorten, anbieten.

Warum Kinder Süßes lieben

Eltern machen sich oft Sorgen darüber, warum ihre Kinder außer Spaghetti mit Tomatensauce freiwillig nur Eis essen würden. Warum essen wir etwas gern oder ungern? Die Beantwortung dieser Frage kann helfen, Ernährungsverhalten besser zu verstehen und eventuell zu verändern.

Die Herausbildung von Nahrungsvorlieben oder -abneigungen ist ein Ergebnis von genetischen und umweltbedingten Faktoren, die gegenseitig in Wechselwirkung treten können. In der Menschheitsgeschichte hat sich der Speiseplan der Völker immer wieder verändert, je nachdem, unter welchen Bedingungen sie lebten. Grundsätzliche

Erfahrungen (z. B. mit Giftstoffen, Salz, süßer Nahrung oder Fett) wurden dabei von Generation zu Generation weitergetragen, so daß sich daraus allgemeine Vorlieben und Abneigungen entwickelten.

Milch – geliebt und gehaßt

Am Milchkonsum zeigt sich, daß sich der menschliche Körper im Laufe der Entwicklung an bestimmte Ernährungsweisen angepaßt hat.

Am Beispiel Milch läßt sich eindrucksvoll zeigen, wie sich bestimmte Ernährungsweisen in der Menschheitsgeschichte herausbilden und welche Funktion sie haben.

Nicht jeder kann Milch vertragen

Erstaunlicherweise verträgt nämlich nur ein geringer Teil der Weltbevölkerung die Milch von Tieren. Der Körper muß zur Aufnahme der Milch den Milchzucker (Laktose) mit Hilfe des Enzyms Laktase spalten können.

Bildet ein Mensch nicht genügend Laktase, bekommt er von Milch Durchfall, Bauchkrämpfe und starke Blähungen. Untersuchungen bei verschiedenen Völkern ergaben, daß die Milchzuckerunverträglichkeit (Laktoseintoleranz) weit verbreitet ist. Weniger als fünf Prozent der erwachsenen Ostasiaten können Laktose aufnehmen. In West- und Zentralafrika lassen sich Erwachsene, die Laktose aufnehmen können, fast ebenso schwer finden. Die weitaus meisten Menschen, die »abnormerweise« Laktose verdauen können, finden sich in Nordeuropa. Südlich der Alpen existiert eine mittlere bis gute Verträglichkeitsrate, die weiter nach Süden stetig abnimmt. Mittlere bis gute Verträglichkeit ist dann wieder in Nordindien und bei einigen Nomadenvölkern festzustellen.

Für die Nordeuropäer liegen die Vorteile eines hohen Milchkonsums auf der Hand. Milch zeichnet sich als Kalziumquelle nicht nur dadurch aus, daß sie mehr Kalzium enthält als die meisten anderen Nahrungsmittel, sondern auch dadurch, daß sie mit der Laktose einen Stoff enthält, der die Aufnahme von Kalzium im Darm erheblich begünstigt.

Warum wir so gerne fett essen

Zu den genetisch bedingten Nahrungsvorlieben bzw. -abneigungen zählen vor allem:

- Die Vorliebe für Süßes
- Die Vorliebe für Fett
- Die Vorliebe für Salziges
- Die Vorliebe für Milch
- Die Abneigung gegen Bitteres (vermutlich)

Die Vorliebe für einzelne Geschmacksrichtungen ist teilweise genetisch bedingt und daher kaum zu beeinflussen.

Diese Entwicklung in der Geschichte der Eßkultur ist einfach zu erklären:

- Von Natur aus süße Lebensmittel versprachen eine gute Energie- und Vitaminquelle, und süße Pflanzen sind selten giftig.
- Salz ist in der freien Natur ein äußerst knapper Stoff.
- Unter den bitter schmeckenden Pflanzen finden sich häufig giftige.
- Lebensmittel und damit Energie in Form von Kalorien waren vor dem Zeitalter der Überflußgesellschaften immer knappe Güter. Es war daher eine Notwendigkeit, sich bei günstiger Gelegenheit reichlich mit Nährstoffen, vor allem auch mit Fett, zu versorgen, um für Mangelzeiten Energiespeicher anlegen zu können.

Abenteuerlustige mögen's scharf

Es gibt zudem Anhaltspunkte dafür, daß die Bevorzugung von scharfem, saurem und knusprigem Essen gekoppelt ist mit der sogenannten Reizsuche. Unter Reizsuche versteht man die Tendenz von Menschen, neue, aufregende und ungewöhnliche Erlebnisse zu suchen. Menschen mit einem hohen Reizsucheindex – also sozusagen Sensationslust – bevorzugen scharf gewürztes, saures und knuspriges Essen. Dagegen mögen Menschen mit einem niedrigen Reizsucheindex – die Gewohnheitsmenschen – eher milde und süße Speisen.

Der Geschmack ändert sich

Außer den ererbten Reaktionen auf spezielle Nahrung gibt es aber noch andere Faktoren, die sich auf den Geschmack beim Essen auswirken können.

Offensichtlich sind die Unterschiede der Nahrung bei verschiedenen Völkern und Volksstämmen. Aber auch zwischen sozialen Schichten innerhalb einer Kultur gibt es deutlich unterschiedliche Eßgewohn-heiten. Es leuchtet daher ein, daß die Umwelt einen großen Einfluß auf die Herausbildung von Nahrungsvorlieben ausübt.

Anpassung durch neue Umgebung

Wie man in Studien herausgefunden hat, ändern sich die Eßgewohn-heiten und Vorlieben von Menschen besonders dann, wenn sie Mit-glied einer neuen Kultur bzw. sozialen Klasse werden.

Wer für längere Zeit in ein fremdes Land zieht, paßt sich in der Regel auch den dortigen Traditionen an. Dazu gehört das Essen schon des-halb, weil man häufig Schwierigkeiten mit der gewohnten Lebens-mittelbeschaffung bekommt. Wahrscheinlich haben Sie auch schon bemerkt, wie schwierig es ist, in Paris oder Rom einen Vollkorn-bäcker aufzutun.

Wie wird die Psyche geprägt?

Vier Grund-erfahrungen, so hat die Psychologie festgestellt, können verantwortlich für eine Änderung in unserem Eßverhalten sein.

Die Nahrungsvorlieben gleichen sich also immer mehr denen der neuen Gruppe an. Nach Logue, einer der führenden Ernährungspsy-chologinnen in den USA, beschreibt man vier Arten direkter Erfah-rung, die die Ernährungsvorlieben verändern können. Das sind:

- Der bloße Kontakt mit bestimmten Speisen (der sogenannte mere exposure effect)
- Bestimmte Mangelzustände im Organismus
- Übelkeit oder Krankheit nach dem Genuß bestimmter Dinge
- Die Koppelung einer Speise mit anderen Erfahrungen

»Mere exposure effect«

Hinter dem englischen Begriff verbirgt sich nichts anderes, als daß das Kosten von bisher unbekannten Speisen eine Vorliebe für sie her-vorrufen kann. Wie Tierversuche zeigen, wird ein bestimmtes Futter-mittel um so höher geschätzt, je früher im Verlauf seines Lebens das Tier damit zum ersten Mal in Kontakt kam.

Ähnliches gilt wohl auch beim Menschen. Kinder, denen man Früch-te zu essen gibt, die sie nicht kennen, bevorzugen diejenigen, die ihnen am frühesten und am häufigsten angeboten werden.

In die gleiche Kategorie gehören zwei auf den ersten Blick wider-sprüchliche Neigungen: die Neophobie, d. h. die Unlust, etwas Neues auszuprobieren, und der Überdruß an soeben gegessenen Speisen. Die Neophobie wird deutlich abgeschwächt, nachdem man altbekannte, bevorzugte Lebensmittel gegessen hat. Mit anderen Worten: Nach dem Verzehr von Altbewährtem ist der Mensch stärker zum Experimentieren bereit.

Die Verminderung der Vorliebe für eine Speise kurz nach ihrem Verzehr ist als sensorisch spezifische Sättigung bekannt. Belegt wird dieser Effekt z. B. mit einer ernährungspsychologischen Studie bei Frauen, die wiederholt verschiedene Gewürze verkosteten. Je häufiger die Gewürze probiert wurden, um so mehr sank deren Beliebtheit. Nach einer Woche »Gewürzabstinenz« stellten sich die alten Vorlieben wieder ein.

> ## Nahrungsvielfalt durch Abneigungen
>
> Dieses scheinbar widersprüchliche Verhalten macht aber durchaus Sinn: Es wird dadurch nämlich gewährleistet, daß der Körper eine Vielzahl von Nahrungsmitteln und somit eine große Anzahl von Nährstoffen aufnimmt.

Sie kennen vielleicht auch das Phänomen, daß man sich an einem Nahrungsmittel »übergessen hat« und dann eine Zeitlang andere Lebensmittel bevorzugt.

Babys erste Erfahrungen

Altbewährtes erhalten und trotzdem öfter mal was Neues ausprobieren sind demnach Prinzipien, die auch Essen und Trinken stark beeinflussen. Besonders bedeutsam ist der »mere exposure effect« bei der frühen Prägung von Nahrungsvorlieben. Was Kinder früh vorgesetzt bekommen, wird sie ein Leben lang begleiten.

Es empfiehlt sich also, Kinder möglichst spät mit Cola, Limonade oder Süßigkeiten zu konfrontieren. Ganz verbieten sollte man die ungesunden Leckereien allerdings nicht, um sie nicht interessanter zu machen, als sie sind. Ein kontrollierter Umgang (Süßigkeiten z. B. nur nach dem Essen und in begrenzter Menge) ist geschickter als ein Totalverbot.

Ändern, bevor es zu spät ist

Die Prägung von Nahrungsvorlieben erfolgt in der Kindheit und der Jugend. Wie es scheint, ist dieses Wissen bisher nur bei der Werbung

Die Werbe-industrie hat Kinder längst als kaufkräftige Konsumenten-schicht erkannt. Die quengelnden Kleinen vor geschickt pla-zierten Schoko-ladendisplays sind deshalb unvermeidlich.

für Lebensmittel angekommen. Geschickt werden da Schokoriegel und Quarkzubereitungen angepriesen, die Eltern ihren Kindern auch in gutem Glauben kaufen – wegen der Extraportion Milch z. B. Sie bedenken dabei aber nicht, daß eine Veränderung der Eßgewohn-heiten im Erwachsenenalter nur schwer zu erreichen ist.

Bis dahin hat sich der Körper an die eingefahrene Ernährungsweise so stark gewöhnt, daß ein anderes, bewußteres Essen nur schwer durchzuhalten ist. Eine Beeinflussung ist vor allem dann möglich, wenn nach dem Genuß bestimmter Lebensmittel Veränderungen wie Blähungen, plötzlicher Durst, Übelkeit oder gar Krankheiten auftreten.

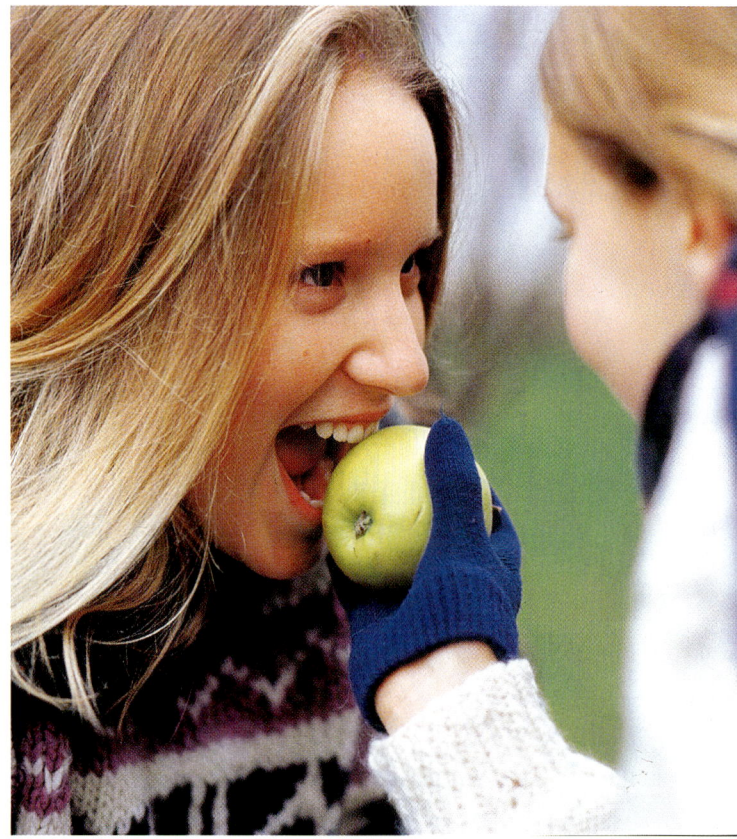

Die Ernährungs-gewohnheiten von Kindern sind noch relativ leicht zu prägen. Was die Eltern essen, ist auch für ihre Sprößlinge interes-sant. Bieten Sie deshalb öfter Obst statt Süßigkeiten an.

46

Mangelzustände im Organismus

Warum essen Kinder Lehm, Kalkputz oder Erde? Warum verspeisen Pflanzenfresser wie Rotwild und Schafe junge Seevögel? Dieses Phänomen spezifischen Hungers wird in der Fachsprache Pica genannt.

Pica – der spezifische Hunger

Pica ist definiert als das »wiederholte Essen einer ungenießbaren Substanz im Zeitraum von mindestens einem Monat«. Beim Menschen findet man Pica meist bei Kindern. Die allgemein bekannte Gier mancher schwangerer Frauen auf saure Gurken etwa fällt auch in diese Kategorie.

Die Erklärung der Wissenschaftler für dieses Phänomen ist relativ einfach: Pica deutet auf den spezifischen Hunger nach einem Nährstoff hin, an dem der Körper Mangel leidet. Im Falle des Rotwildes und der Schafe ist dieser Nährstoff das Kalzium, das anderweitig für die Tiere nicht verfügbar ist.

Unser Körper bemüht sich oft sehr erfolgreich, den Mangel an bestimmten Nährstoffen durch spezifischen Hunger zu beheben.

Verblüffende Entdeckungen

In Tierversuchen konnte gezeigt werden, daß Ratten, denen ein bestimmter Nährstoff eine Zeitlang vorenthalten wurde, begierig Futter wählten, das diesen Nährstoff enthielt. Das ebenfalls angebotene defizitäre Futter ließen sie unbeachtet, obwohl Geschmack, Aussehen und Geruch identisch mit dem neuen »vollwertigen« Futter waren.

Was der Körper braucht

Eine berühmt gewordene Untersuchung führte die amerikanische Wissenschaftlerin Clara Davis in den zwanziger und dreißiger Jahren bei Babys durch. Die Kinder bekamen nach ihrer Entwöhnung jeden Tag verschiedene Speisen angeboten, aus denen sie frei auswählen konnten. Das verblüffende Ergebnis dieser Studie war: Die Kinder entschieden sich zwar phasenweise für nur wenige bestimmte Lebensmittel, über eine längere Zeit betrachtet aber war die von den Kindern gewählte Kost ausgewogen. Es gab keine Mangelerscheinungen, die Kinder gediehen gut.

Diese Untersuchung wird häufig als Beleg dafür herangezogen, daß Menschen über einen Nahrungsinstinkt verfügen, durch den sie die für sie passenden Lebensmittel herausfinden. Es mag sein, daß gewisse Instinkte bei Babys noch stärker vorhanden sind als bei Erwachsenen. Der Mensch emanzipiert sich jedoch im Laufe seines Lebens von einer biologischen Eindeutigkeit.

Der verlorene Instinkt
Durch die kulturelle Prägung erhält der Mensch die Entscheidungsfreiheit. Er gestaltet sich sein Leben selbst, auch sein Essen. Der Preis, den er hierfür bezahlt, ist seine relative Instinktschwäche, die ihn anfällig für Nährstoffdefizite und ernährungsabhängige Krankheiten macht. Wenn Menschen eine große Auswahl an Nahrung haben, zeigen sie leider die Tendenz, zuviel Salz und zuviel Kalorien aufzunehmen und nicht genügend andere wesentliche Nährstoffe.

Lernen durch Unbekömmlichkeit

Eine Abneigung gegen eine bestimmte Speise können wir z. B. entwickeln, wenn sich direkt nach dem Essen Übelkeit einstellt.

Krankheiten und Unbekömmlichkeit unmittelbar nach dem Verzehr von Speisen haben große Auswirkungen auf Nahrungsvorlieben oder -abneigungen. Dieses Gefühl kann man auch künstlich erzeugen, wie Tierstudien belegen. Hier heißt das Phänomen Köderargwohn. Ratten, denen man vergiftete Köder vorsetzte, aßen nur kleine Häppchen davon. Erkrankten sie daran, so mieden sie den Köder in Zukunft. Der Köderargwohn ist vermutlich eine nützliche Überlebensstrategie zum Schutz vor giftiger Nahrung.

Ekel vor bestimmten Speisen
Der Geschmack des Köders löst eine Aversion gegen die Speise aus. Das wird auch als Geschmacksaversionslernen bezeichnet. Leider funktioniert dieser Prozeß nur bei unmittelbarer Abfolge von Nahrungsaufnahme und Krankheit. Bei Krankheiten, die sich langfristig entwickeln wie z. B. Diabetes mellitus (Zuckerkrankheit), Gicht oder Arteriosklerose (Gefäßverkalkung), kommen kaum Abneigungen gegen die eigentlich krank machenden Speisen vor.

Der Körper merkt sich alles

Die wichtigsten Merkmale der Aneignung von Geschmacksaversionen sind:

- Eine Abneigung gegen Nahrung wird hergestellt, wenn unmittelbar nach dem Verzehr Unwohlsein auftritt.
- Abneigungen werden leichter gegenüber neuartigen Lebensmitteln erworben.
- Die Abneigung kann sich auch gegen ähnlich schmeckende Lebensmittel richten.
- Die Aversion kann sogar dann entstehen, wenn dem Betroffenen rational klar ist, daß die Krankheit nicht von dem zuvor verzehrten Lebensmittel verursacht wurde.

Geschmacksaversionen werden häufig erworben und sind in der Regel stark ausgeprägt und lang anhaltend. Viele Menschen lernen Abneigungen gegen bestimmte Lebensmittel unbewußt schon als Kind. Für kleine Kinder sind viele Speisen neu und unbekannt, und Kinder sind vor allem in den ersten Lebensjahren häufig krank. Diese beiden Faktoren, die das Erlernen von Geschmacksaversionen begünstigen, können häufig Ursache für den Ekel gegenüber bestimmten Speisen sein.

Koppelung mit anderen Erfahrungen

Bei Kindern ist zu beobachten, daß bestimmte Nahrungsmittel – vor allem Süßigkeiten – nicht mehr so interessant sind, wenn statt dessen andere Aktivitäten angeboten werden, die für sie angenehm sind. Wird aber ein Lebensmittel als Belohnung gegeben, ist es eher beliebt. Es ist daher nicht verwunderlich, daß Süßigkeiten bei Kindern und Erwachsenen einen so hohen Stellenwert haben: Zum einen ist die Vorliebe für Süßes angeboren, zum andern werden Süßigkeiten sehr häufig als Belohnung eingesetzt.

Wird auf diese Weise ein Geschmack – der der Süßigkeit – mit einer positiven Erfahrung – dem Lob, der Belohnung – gekoppelt, entsteht eine tiefverwurzelte Vorliebe. Auch die Koppelung eines Geschmackes mit einem anderen angenehmen Geschmack steigert die Vorliebe für diesen, etwa indem bittere Speisen gesüßt und somit in der Erfahrung positiv verankert werden.

Belohnen Sie Kinder lieber nicht mit Süßigkeiten, da der süße Geschmack dann stets mit einem positiven Gefühl verbunden wird. Bei Kindern kann richtiges – und falsches – Ernährungsverhalten noch erfolgreich eingeübt werden.

49

Kaffee schwarz

Auf diese Weise ist auch die Vorliebe für zunächst weniger angenehm mundende Nahrungsmittel wie z. B. Kaffee oder Tee zu erklären. Milch, Zucker oder beides vermitteln bekannte, meist angenehme Geschmacksempfindungen. Wird der Geschmack dieser angenehmen Stoffe mit dem Geschmack von Kaffee oder Tee verbunden, so bildet sich allmählich eine Vorliebe aus, und später schmeckt der Kaffee auch schwarz.

Die Lockspeise

Unter pädagogischen Aspekten hilfreich ist der in der Lerntheorie bekannte Effekt des Anreizkontrastes. So fressen Ratten weniger beliebtes Futter, wenn regelmäßig im Anschluß ihr Lieblingsfutter verabreicht wird. Diese Methode wird auch im Erziehungsalltag vieler Eltern angewandt, wenn Kinder dazu gebracht werden sollen, z. B. weniger bevorzugtes Gemüse zu essen. Die Verlockung eines beliebten Nachtisches bewegt Kinder dann, Gemüse zu essen. Auf Dauer kann somit sogar eine Präferenz für Gemüse erlernt werden.

Lockspeisen: Was im Tierversuch die Wissenschaftler beschäftigt, ist für viele Eltern eine ganz alltägliche Erfahrung. Die Aussicht auf ein leckeres Dessert bringt Kinder schon mal dazu, vorher den ungeliebten Spinat zu essen.

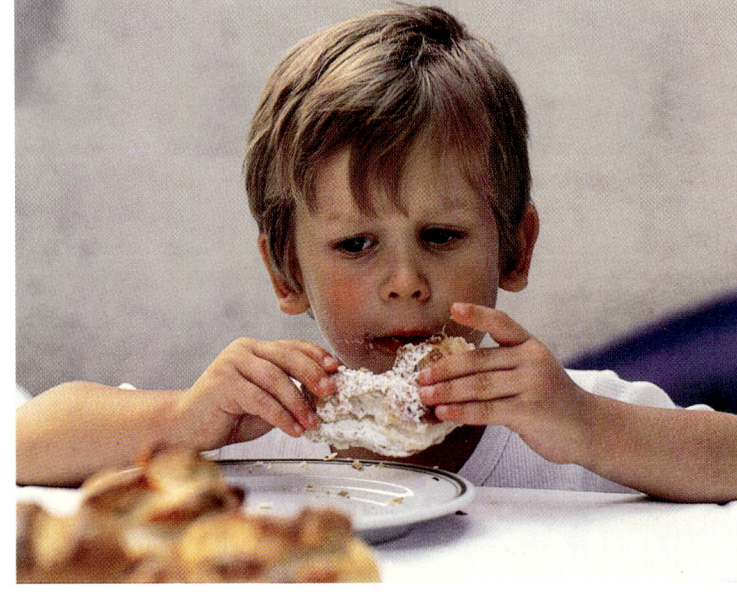

Soziales Lernen

Vieles beim Essen ist abgeschaut

Wir Menschen sind soziale Wesen, die auch am liebsten in Gemeinschaft essen und dabei voneinander lernen. Unter den Umwelteinflüssen, die Nahrungsvorlieben und -abneigungen steuern, spielt das Lernen eine bedeutende Rolle. Eine Mutter z. B. überträgt ihre Vorlieben und Abneigungen unbewußt auf ihr Kind. Hat sie selbst einen Ekel vor einer Speise, wird sie sie dem Kind kaum anbieten.

Nur was einem Kind angeboten wird, kann es auch probieren. Deshalb sind in erster Linie die Eßgewohnheiten der Eltern entscheidend für das Eßverhalten des Kindes.

Vorlieben und Abneigungen

Wissenschaftliche Studien belegen, daß die Ablehnung einer Speise häufiger übertragen wird als die Bevorzugung. Bei Müttern, die gerne Äpfel aßen, lag die Wahrscheinlichkeit für eine Übernahme dieser Vorliebe durch ihre Kinder nur bei zehn Prozent. Lehnten hingegen die Mütter Äpfel ab, so wurde eine Wahrscheinlichkeit von 60 Prozent ermittelt, daß auch die Kinder eine Abneigung gegen Äpfel entwickelten.

Sicherheit durch Nachahmen

Von Tieren weiß man, daß die Nahrungsvorlieben von Artgenossen unter bestimmten Bedingungen übernommen werden. Aus Jahrtausenden gesammelter Erfahrung erhöht sich in der Nachahmung die Wahrscheinlichkeit, sicheres, nährstoffreiches Futter zu fressen. Dabei lernen die Jungen vieler Tierarten wie z. B. Ratten, Katzen, Hühner und Affen, durch Beobachtung das gleiche zu fressen wie die ausgewachsenen Tiere derselben Art.

Vorgelebte Angewohnheiten

Auch beim Menschen kommt es zu einer starken, meist unbewußten Übertragung von Nahrungspräferenzen. Besonders Kinder sind in diesem Zusammenhang leicht zu beeinflussen. Was die Mutter oder der Vater als Bezugsperson dem Kind wiederholt füttert, wird am ehesten angenommen.

Eßverhalten entwickelt sich

Wie wir im einzelnen essen, haben wir uns nicht einfach ausgedacht. Ein Großteil der in einer bestimmten Kultur üblichen Ernährungsgewohnheiten kommt vermutlich über das soziale Lernen zustande. Die Lernprozesse wiederholen sich über Jahre tagtäglich – gegessen wird schließlich jeden Tag –, so daß die erlernten Nahrungsvorlieben und -abneigungen sehr stabil sind.

Motive der Lebensmittelauswahl

Warum essen Sie welche Lebensmittel?

Dies ist eine der Kernfragen in der psychologisch orientierten Ernährungswissenschaft. Für ihre Beantwortung sind die Erkenntnisse über die Entstehung von Nahrungsvorlieben und -abneigungen sehr hilfreich.

Sie sind jedoch nur ein einzelnes Puzzleteil in dem gesamten Prozeß, der für eine bestimmte Auswahl von Speisen zuständig ist.

Das Richtige auswählen

»Das richtige Ernährungsverhalten fängt bereits mit dem Einkauf an«, meinen viele Fachleute – und nicht zuletzt die Spitzenköche.

Essen in der Überflußgesellschaft hat sich zu einem ständigen Entscheidungsprozeß für oder gegen bestimmte Lebensmittel entwickelt. Es ist daher notwendig zu beleuchten, welche Motive und Entscheidungskriterien Menschen bei der Lebensmittelauswahl leiten. Schon eine ganz alltägliche Eßgeschichte zeigt die Vielzahl von Motiven, die hinter der Entscheidung stehen, in einer bestimmten Situation eine ganz bestimmte Speisenauswahl zu treffen.

- Sylvia K. (30 Jahre) trinkt zum Frühstück eine Tasse Kaffee und ißt ein Toastbrot mit Marmelade. Hauptmotive: kleiner Hunger, Zeitdruck (hat nur zehn Minuten Zeit fürs Frühstück).
- Zur ersten Frühstückspause im Büro verspeist sie ihren mitgebrachten Diätfruchtjoghurt. Hauptmotiv: will abnehmen, daher kalorienarme Speise.
- Kurze Zeit später erscheint ihre Kollegin mit einer Auswahl verschiedener Kuchenstückchen, die gemeinsam beim Kaffee gegessen werden. Hauptmotive: Geselligkeit, Lust auf Süßes.

- Zum Mittagessen geht es in die Kantine, in der zwei Essen zur Wahl stehen. Sylvia wählt das vegetarische Vollwertmenü. Hauptmotive: gesund, ökologisch, ist im Angebot.
- Nachmittags gibt es einen Empfang, bei dem ein langjähriger Mitarbeiter verabschiedet wird. Es werden Sekt und Orangensaft gereicht, ein kaltes Buffet mit reichlich Fleisch, Lachs und verschiedenen Salaten wird angeboten. Sylvia trinkt Sekt, obwohl sie weiß, daß sie Alkohol tagsüber nicht gut verträgt. Hauptmotiv: soziales Verhalten, Sekt gehört zum Feiern.
  Beim kalten Buffet nimmt Sylvia reichlich. Hauptmotive: Lust auf genußvolles Essen, Sparsamkeit (Buffet ist kostenlos).
- Abends geht Sylvia mit einer Freundin ins Kino. Sie ißt eine große Portion Popcorn. Hauptmotive: Tradition (Popcorn gehört seit Teenagertagen zum Kino), Lust auf Süßes.

Essen heißt genießen

In einer repräsentativen Umfrage wurde 1990 ermittelt, welche Begriffe mit Essen in Verbindung gebracht werden. Lediglich 6,9 Prozent der Befragten verbanden mit Essen Gesundheit. Mit 44,5 Prozent rangierten Lust und Genuß an erster Stelle der genannten Assoziationen.

Selbst wenn statt Essen der Begriff »Ernährung« verwendet wurde, wurden Lust und Genuß (25,9 Prozent) noch immer häufiger genannt als Gesundheit (24,1 Prozent). Da fragt sich, wieviel Sinn es macht, das Gesundheitsmotiv über alle anderen Beweggründe zu stellen, wenn man seine Ernährungsgewohnheiten ändern will.

Überlegen Sie sich selbst einmal in Ruhe, von welchen Motiven Sie sich heute bei Ihrer Lebensmittelauswahl leiten ließen.

Bewußt essen

Würde man die Hauptperson unserer Eßgeschichte in jeder Situation nach ihren Motiven fragen, so müßte sie vermutlich eine Weile nachdenken. Viele der Motive, warum wir etwas essen, sind uns nicht bewußt. Ein Tip zu einem bewußten Essen: Schreiben Sie an ein paar Tagen einmal auf, warum Sie in welchen Situationen welche Speisen gegessen haben!

Denken Sie einmal über Ihre Motive nach, warum Sie in welcher Situation was essen. Die nebenstehende Tabelle können Sie bei der Selbstbeobachtung zu Hilfe nehmen.

Motive für die Lebensmittelwahl

Geschmack	Erdbeeren mit Schlagsahne sind der höchste Genuß
Hunger	Ich habe einfach Hunger/ ich muß das jetzt essen
Ökonomische Bedingungen	Das ist im Sonderangebot, das kaufe ich
Kulturelle Einflüsse	Morgens Brötchen mit Kaffee
Traditionelle Einflüsse	Omas Plätzchen zu Weihnachten
Gewohnheiten	Ich esse immer eine Suppe vor der Mahlzeit
Emotionale Wirkung	Ein Stück Kuchen in der Streßsituation
Soziale Gründe	Bei Fondue läßt es sich gut unterhalten
Soziale Statusbedingungen	Die Schulzes laden wir zum Hummer ein
Angebotslage	Man ißt das Mensaessen, weil es dies gerade gibt
Gesundheitsüberlegungen	Soll gesund sein, also esse ich das
Fitneßüberlegungen	Soll gut fürs Joggen sein
Schönheitsansprüche	Ich halte Diät, um schlank zu bleiben, esse viele Steaks, um Muskeln aufzubauen
Verträglichkeit	Grünkohl esse ich nicht, vertrage ich nicht
Neugier	Mal sehen, wie das schmeckt
Angst vor Schaden	Das esse ich nicht mehr, weil da Schadstoffe drin sind
Pädagogische Gründe	Wenn du Hausaufgaben machst, bekommst du ein Bonbon
Krankheitserfordernisse	Erdbeeren darf ich nicht essen, wegen meiner Allergie
Magische Zuweisungen	Sellerie esse ich für die Potenz
Pseudowissenschaftlich	Zehn harte Eier zum Abnehmen

Quelle: Pudel, V./Westenhöfer, J.: Ernährungspsychologie. Hogrefe Verlag, Seite 37

Viele Gründe für die Lebensmittelauswahl

Es gibt zahlreiche Motive für die Auswahl von Lebensmitteln. Sie sind für den einzelnen unterschiedlich wichtig. Neben dem Motiv und der Gewichtung des Motivs ist die Situation, in der sich Menschen befinden, zu berücksichtigen.

Für einen Gourmet spielen der Geschmack und die Atmosphäre des Essens eine wesentliche Rolle, während für einen Abnehmwilligen der Kaloriengehalt und für einen Kraftsportler der Eiweißanteil ausschlaggebend sind.

Es ist sicherlich nicht uninteressant, die eigenen eingefahrenen Eßgewohnheiten einmal in Frage zu stellen.

Essen nach Situation

Das Eß- und Trinkverhalten jedes einzelnen ist äußerst stabil: Schließlich ist man an die eigene Küche gewöhnt und mag sein Essen so auch. Außerdem schleifen sich Gewohnheiten stärker ein, je häufiger ein Prozeß auftritt, in diesem Fall das Essen.

Die jeweilige Situation, in der man sich gerade befindet, bestimmt die Essenswahl: Zu Hause werden in der Regel andere Speisen ausgewählt als im Urlaub (besonders im Ausland), im Restaurant, bei Freunden oder in der Kantine.

Die Portion Calamares in einem griechischen Restaurant oder im Urlaub wird gerne gewählt, zu Hause käme der gleiche Restaurantbesucher vermutlich niemals auf die Idee, Calamares zum Mittagessen zuzubereiten.

Auch die Gewohnheiten bei den einzelnen Mahlzeiten sind meist recht eingefahren. Zum Frühstück wird ein deutscher Esser niemals Spaghetti mit Tomatensauce verzehren, und Stollen wird vermutlich nicht im Sommer zum Kaffee gereicht.

Zudem ist die individuelle Situationsgebundenheit zu berücksichtigen, wie z. B. Kaffee nur mit vier Teelöffeln Zucker zu trinken oder auf Käse Senf zu streichen.

Sinnvolle Ernährungsberatung

Eine Ernährungsberatung kann nur dann erfolgreich sein, wenn sich Berater und Klient über die Vielschichtigkeit der Entscheidungsprozesse im klaren sind. Wer Probleme mit seiner Ernährung hat, sollte mit seinem Berater die jeweiligen Situationen durchsprechen, in denen er ißt, welche verschiedenen Wahlmöglichkeiten es gibt und was er persönlich an Nahrungs- bzw. Genußmitteln bevorzugt. Nur dann können individuelle Lösungen gefunden werden, die der Realität des Klienten angepaßt und praktikabel sind.

Verschiedene Motive

Da jeder Mensch individuell handelt, aber zugleich von unzähligen äußeren Faktoren beeinflußt wird, ist es völlig unmöglich, die Motivwahl beim Essen exakt nachzuvollziehen. Es ist allerdings mit Hilfe statistischer Verfahren möglich, gleichgesinnte Gruppen zusammenzufassen, deren Motivationslage beim Essen ähnlich ist.

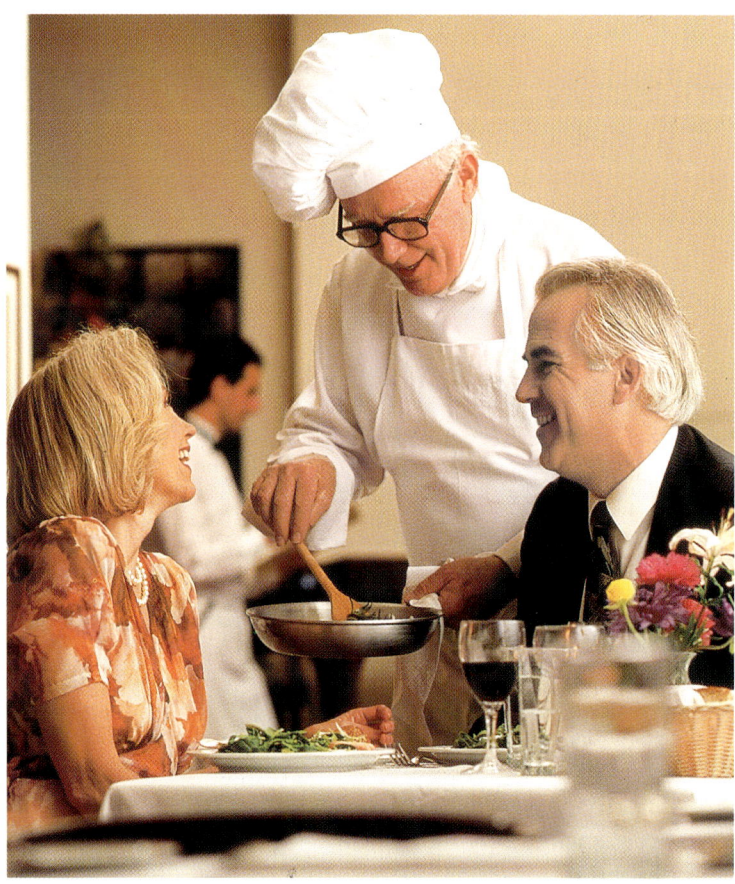

Der zu erwartende Genuß ist eines der vier Hauptmotive, nach denen Menschen ihre Nahrungsmittel auswählen. Etwa 25 Prozent der Bevölkerung gelten als »moderne Gourmets«: Geschmack, Aussehen, hoher Vitamin- und geringer Fettgehalt gehen ihnen über alles.

Bei einer repräsentativen Befragung im Jahre 1990 wurden Personen über ihre Motive bei der Lebensmittelwahl interviewt. Aus den Ergebnissen wurden vier Motivgruppen ermittelt:

- Preisbewußtsein
- Gesundheit und Naturbelassenheit
- Geschmack vor Gesundheit
- Schlank und gesund

Die einzelnen Eßtypen lassen sich wie folgt charakterisieren.

Preisbewußt essen

Der preisbewußte Esser ist nicht sehr differenziert in der Abstufung seiner Beweggründe für die Lebensmittelauswahl, alles ist ihm eher mittelwichtig. Doch wenn er etwas hervorhebt, dann kommt es ihm eher auf den Geschmack, den Preis, die Haltbarkeit und das Aussehen der Lebensmittel an. Uninteressant findet er Aspekte wie Fettgehalt und Kalorien. Kurzgefaßt ist seine Motivation: erstens schmackhaft, zweitens preiswert.

- Zu diesem Typ zählen etwa 20 Prozent der Befragten.

Es gibt vier höchst unterschiedliche Eßtypen. Welchem Typ würden Sie sich auf Anhieb zuordnen?

Gesundheit und Naturbelassenheit

Der typische Vertreter dieser Motivgruppe hat seine dezidierten und sorgsam gewichteten Gründe, wobei der Gesundheitswert dominiert, gefolgt von der frischen Natürlichkeit, die hier im Sinne von naturbelassen verstanden wird. Schmecken muß es natürlich auch, und der Vitamingehalt ist wichtig. Dafür achtet er kaum auf so profane Dinge wie den Süßgeschmack, die Haltbarkeit, den Zubereitungsaufwand und die Verpackung. Kurz gesagt ist seine Motivation: erstens gesund und zweitens naturbelassen natürlich.

- Der Vollwertprofi repräsentiert etwa 30 Prozent der befragten Personen.

Geschmack vor Gesundheit

Der »moderne Gourmet« stellt den Geschmack der Speisen und das appetitliche Aussehen über alles. Allerdings achtet er im Sinne moderner Ernährung auch darauf, daß der Vitamin- und der Fettgehalt stimmen. Der Zubereitungsaufwand, die Verpackung und die frische

Natürlichkeit spielen für ihn kaum eine Rolle. Kurzgefaßt ist seine Motivation: erstens lecker und zweitens gesund.

● Dieser Typ wird von etwa 25 Prozent der Befragten vertreten.

Schlank und gesund

Die Vertreter dieser Gruppe sind die ständig Diätbewußten. Gesundheit und Kalorien, niedriger Fettgehalt und viel Vitamine sind die wichtigsten Maßstäbe für ihre Lebensmittelauswahl. Der Geschmack ist ihnen ebenso unwichtig wie Preis und Verpackung.

● Etwa 25 Prozent der Bevölkerung entsprechen diesem Typ.

Die wichtigsten Kriterien für eine bewußte Ernährung

Es überrascht nicht, daß die vier Motivgruppen alle relevanten Bereiche widerspiegeln, die vom Thema »Ernährung« berührt werden und zu einem modernen Ernährungskonzept gehören.

Diese vier Bereiche, die in unterschiedlicher Gewichtung die Entscheidung eines jeden von uns beeinflussen, sind:

● Ökonomie ● Ökologie ● Genuß ● Gesundheit

Toleranz ist gefordert

Wenn man etwas über unbewußte Motivationen erfahren will, muß man sich nur die Werbung vornehmen. Die hält für jeden Eßtyp eigene Signale und Botschaften bereit.

Nach diesen Erkenntnissen wäre es falsch, übliche Ernährungsgewohnheiten des Durchschnittsessers als Fehlverhalten abzuwerten. Jeder Mensch hat seine persönlichen Motive für das jeweilige Eßverhalten.

Die Entscheidungen fallen nach subjektiver Lage und optimal für die spezielle Situation – ob nun zu Hause, im Urlaub, in der Kantine, »bei Muttern« oder bei Freunden.

Werbung funktioniert

Auch die Lebensmittelindustrie hat die vier Grundmotive längst erkannt und stimmt ihre Werbebotschaften auf die Bedürfnisstruktur der Menschen ab. Billig- und Sonderangebote bedienen den Eßpraktiker, Bioprodukte den Vollwertprofi, Markenartikel mit Premiumqualität den Gourmet und Lightprodukte den Diätbedürftigen.

Die Kriterien bestimmen Sie selbst

Jeder Mensch kann selbst bestimmen, ob er sich von ökonomischen oder ökologischen Aspekten bei seiner Ernährung leiten lassen will, ob er Gesundheit oder Genuß in den Vordergrund stellt. Zwar ist die aktuelle Diskussion in Zusammenhang mit Essen und Trinken geprägt von dem Schwerpunkt »Gesundheit«. Es gibt aber keine Ernährungsform, die man als die einzig richtige bezeichnen darf. Denn der Mensch ist frei in der Gestaltung seines Lebens und damit auch seiner Ernährung.

Aufklärung – wichtiger denn je!

Es ist allerdings notwendig, über die Bedeutung und Konsequenzen einer Ernährungshaltung aufzuklären, um so Orientierungen für eine bewußte Entscheidung anzubieten.

Dies ist heute die eigentliche Aufgabe eines verantwortungsbewußten Ernährungskonzepts.

Fangen Sie bei einer Überprüfung Ihres Ernährungsverhaltens bei sich selbst an, und lassen Sie sich nicht durch die Vielzahl von Theorien verwirren.

Erste Überlegungen für eine bewußte Ernährung

Gehen Sie von sich selbst aus, von Ihrer Lebenssituation und Ihren Gewohnheiten. Stellen Sie sich die folgenden Fragen:

- Welche Hauptmotive leiten mich bei meiner Lebensmittelwahl?
- Was erkenne ich als Stärke oder Schwäche meines persönlichen Ernährungskonzepts?

Folgen Sie also keinesfalls blind einer bestimmten Ernährungstheorie, sondern berücksichtigen Sie immer Ihre eigenen Erfahrungen. Ihrer Selbsteinschätzung sind allerdings dort Grenzen gesetzt, wo Sie mit gesundheitlichen Risiken oder bereits vorliegenden Erkrankungen konfrontiert werden – sprechen Sie also im Zweifelsfall mit Ihrem Arzt!

Wenn Sie diese Fragen abgeklärt haben, können Sie darangehen, Ihre optimale Ernährung zusammenzustellen.

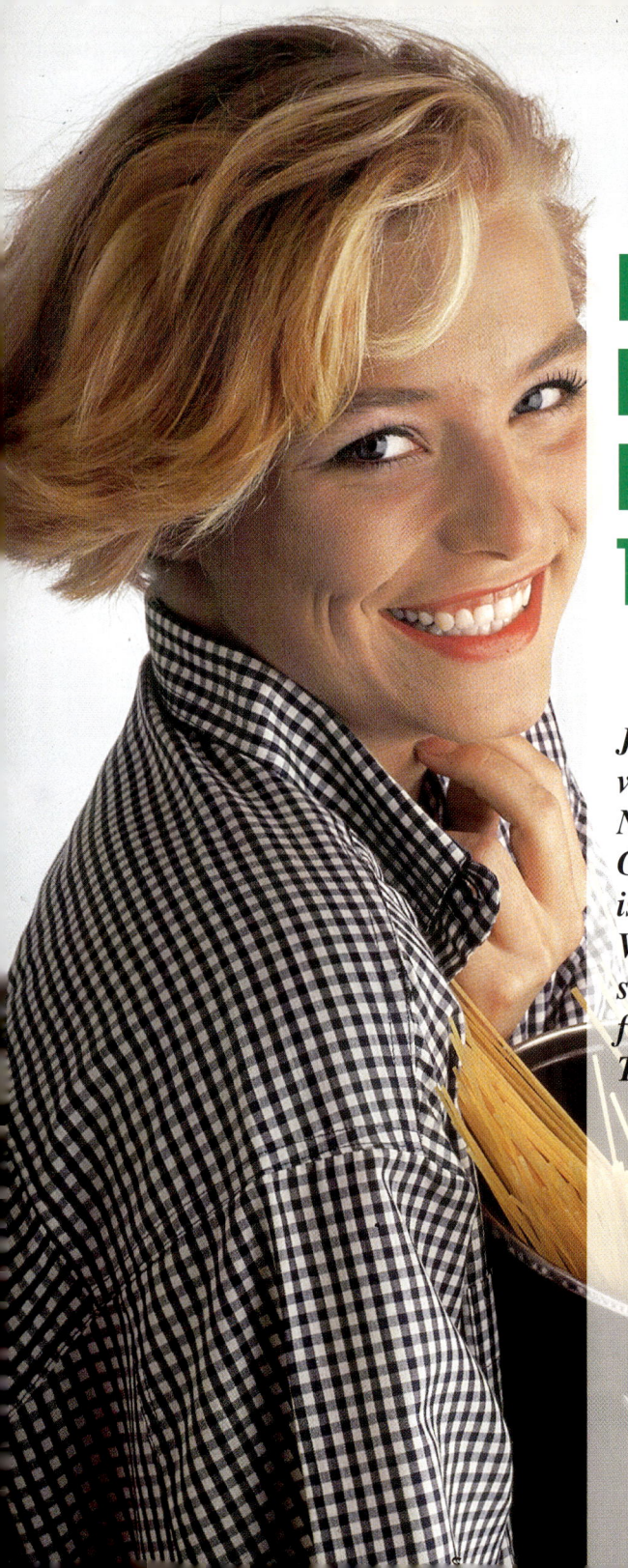

INDIVIDUALITÄT DES ESSENS UND TRINKENS

Jeder Mensch ist verschieden. Nach Aussehen, Größe, Gestalt, Charakter u.v.a.m. ist zu unterscheiden. Versuchen Sie doch einmal, sich mit einem der im folgenden beschriebenen Typen zu vergleichen.

Warum jeder anders ist – und anders ißt

Der Mensch und seine Ernährung

Aus der Kultur und der Geschichte des Essens läßt sich, wie gezeigt, ableiten, daß der Mensch ein Allesesser ist und daß es keine allgemeingültig richtige Ernährungsform für alle Menschen gibt. Wir haben gesehen, daß jede Ernährungsweise stark von ökologischen, ökonomischen, sozialen und religiösen Bedingungen einer Kultur beeinflußt wird.

Eine Familie, in der regelmäßig gekocht und zu festen Zeiten gegessen wird, vermittelt einem Kind andere Eßgewohnheiten als etwa ein berufstätiges Ehepaar, dessen Kind in einer Tagesstätte mit anderen zusammen ißt.

Die Umwelt

Aus der psychologischen Sicht der Ernährungsgewohnheiten weiß man, daß Nahrungsvorlieben und -abneigungen sowohl erblich bedingt sind als auch von der Umwelt des einzelnen abhängen. Umwelteinflüsse spiegeln die Kultur einer Gesellschaft wider, sind aber auch sehr abhängig von der individuellen Familiensituation des Menschen. Die Ernährungsgewohnheiten einer vegetarisch orientierten Familie unterscheiden sich vermutlich stark von denen einer Metzgerfamilie.

Jeder einzelne Mensch erlebt also eine bestimmte Prägung durch die Nahrungsgewohnheiten seiner Umgebung. Er wählt seine Lebensmittel nach seinen eigenen, antrainierten und situationsabhängigen Vorstellungen aus. Die Individualität des Geschmacks, von Lebensmittelvorlieben und -abneigungen und bei der Lebensmittelauswahl wird niemand ernsthaft in Frage stellen.

Körperliche Unterschiede

So unterschiedlich unsere Prägung sein kann, so verschieden sind wir auch körperlich gebaut. Groß und kräftig, klein und zart, dabei beweglich oder unsportlich? Handelt es sich um einen 10jährigen Jungen oder eine 50jährige Frau? Solche Kriterien müssen bei den Überlegungen für eine richtige Ernährung berücksichtigt werden.

Zuwenig speziell

Die meisten Ernährungslehren und Diäten berücksichtigen die Individualität des Ratsuchenden nicht oder nicht ausreichend.

In einschlägigen, naturwissenschaftlich begründeten Empfehlungen für eine Nährstoffaufnahme wird lediglich zwischen Säuglingen, Kindern, Jugendlichen, Männern, Frauen, Schwangeren und Stillenden unterschieden. Es scheint demnach keinen Unterschied zu machen, ob ein erwachsener Mann 60 oder 100 Kilogramm wiegt, klein und untersetzt oder groß und schlank ist. Berücksichtigt wird allenfalls noch eine besondere Belastung wie Sport und Schwerarbeit, für die es bestimmte Zuschläge gibt.

Gleiche Kost für alle?

Auch für die meisten alternativen Ernährungsformen ist die Individualität kein Thema. Ob Vollwertkost nach Bruker oder Obstdiät, ob Roh- oder Trennkost, die Empfehlungen gelten für alle Menschen gleich, egal welchen Geschlechts oder welchen Typs.

Unterschiedliche Wirkungen von Kochsalz

Die unterschiedlichen, zum Teil gegensätzlichen Effekte der gleichen Diät oder Kostform bei verschiedenen Menschen werden zwar wissenschaftlich dokumentiert, sind aber kein Anlaß für tiefergehende Untersuchungen solcher Phänomene.

Es ist z.B. bekannt, daß Menschen mit Bluthochdruck auf eine salzarme Ernährung sehr verschieden reagieren. Bei einem Teil stellt sich der erwünschte Effekt, nämlich die Blutdrucksenkung, ein, bei anderen gibt es keine Effekte, und ein Teil reagiert sogar paradox, d.h. mit einem Anstieg des Blutdrucks.

Unterschiedliche Wirkungen von Fett

Ebenfalls unterschiedliche Wirkungen zeigen diätetische Versuche mit Fett auf die Blutfettwerte:

20 bis 30 Prozent der Probanden in Stoffwechselexperimenten reagierten paradox, d.h. mit einem Abfall des Cholesterinspiegels bei Zufuhr von Butter oder anderen Fetten mit hohem Anteil an gesättigten Fettsäuren – oder umgekehrt mit einem Anstieg des Cholesterinspiegels bei linolsäurereichen Pflanzenfetten. Nur bei ca. einem

Drittel der Probanden führte die Fettmodifikation zu einer markanten Beeinflussung des Cholesterinspiegels in die »richtige« Richtung. Der Rest reagierte auf die Fettmanipulation nur unterschwellig. Generell reagieren Frauen schwächer auf Diät als Männer.

Mit der Individualität richtig umgehen

Der Mensch ist nicht nur psychisch, sondern auch in seiner körperlichen Erscheinung ein Individuum. Manche Diät oder Kostform kann verschiedene, sogar gegensätzliche Reaktionen des Körpers hervorrufen.

Daher müssen bei Empfehlungen zur Ernährung mehr als bisher die unterschiedlichen persönlichen Merkmale berücksichtigt werden.

- Die Verdaulichkeit und die Bekömmlichkeit der Nahrung sind bei verschiedenen Menschen äußerst unterschiedlich.
- Was für den einen zuviel ist, ist für den anderen gerade richtig.
- Die Heftigkeit, mit der über die Vor- und Nachteile bestimmter Diäten oder Ernährungsweisen gestritten wird, ist ein Indiz dafür, daß die gleiche Ernährungsweise bei einem Menschen Wohlbefinden auslöst, bei dem anderen hingegen Beschwerden und Ablehnung.

Der Mensch ist Körper und Seele

Die ganzheitliche individuelle Sicht des Menschen, seiner seelischen und körperlichen Entwicklung sowie der verschiedenen Mechanismen der Krankheitsentstehung setzt sich in der modernen Medizin immer mehr durch.

Die psychische Individualität ist eine allgemein anerkannte Tatsache. Jeder Mensch macht täglich Erfahrungen mit der Verschiedenheit seiner Mitmenschen. Introvertierte Charaktere stehen extrovertierten gegenüber, Menschen sind dominant, schüchtern, zurückhaltend, bescheiden, rücksichtslos, vorsichtig usw.

Es ist einleuchtend, daß auf der körperlichen Ebene, biochemisch im Stoffwechsel betrachtet, ebensolche Differenzen vorhanden sind. So differiert z. B. der Pepsin- und Magensäuregehalt (Pepsin ist ein eiweißspaltendes Enzym) bei verschiedenen Menschen beträchtlich. Daraus ist abzuleiten, daß die Verdauungsleistung verschiedener

Seelische und körperliche Merkmale einer Person sind mit ausschlaggebend für den Erfolg einer Ernährungsveränderung oder Diät.

Menschen sehr unterschiedlich ausgeprägt ist, was in den herkömmlichen Ernährungslehren kaum berücksichtigt wird.

Es ist daher nur logisch, auch die körperliche bzw. biochemische Individualität des Menschen anzuerkennen und in der Ernährungsdebatte zu berücksichtigen. In den Konstitutionstypenlehren z. B. des Ayurveda (eine indische Gesundheitslehre) werden diese Überlegungen aufgegriffen und in verschiedenen Details ausgeführt. Leider sind solche Ansätze zu Unrecht in Vergessenheit geraten.

In vorliegendem Konzept greifen wir die Idee der Typenlehre wieder auf, um Ihnen eine Ihrer Konstitution entsprechende Ernährungsweise empfehlen zu können.

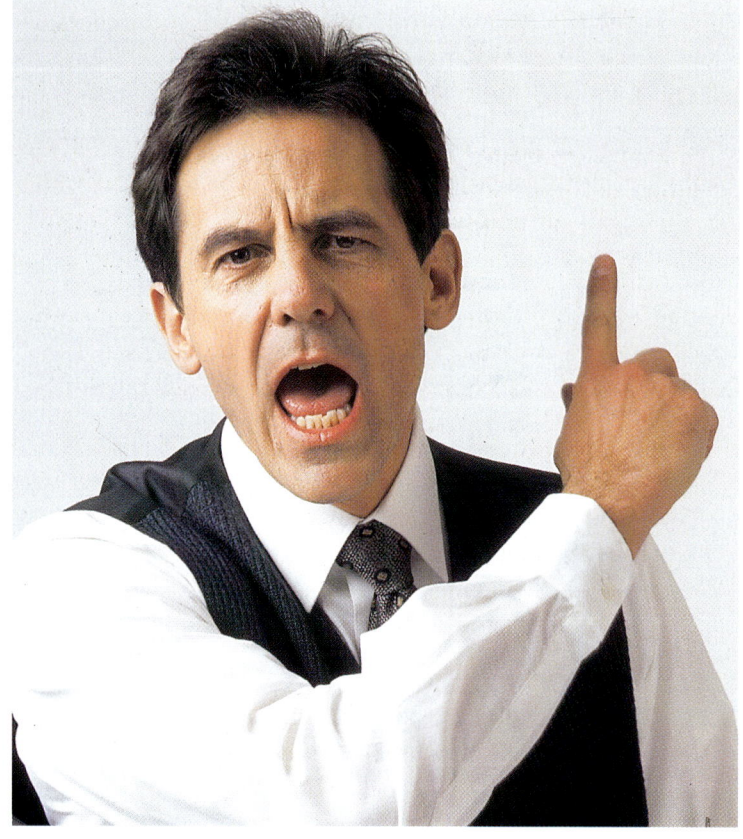

Der Choleriker in Aktion. Die griechische Viertemperamentelehre hat, ähnlich wie fernöstliche Theorien, unsere Vorstellungen von der Möglichkeit der Typenbildung als Denkhilfe nachhaltig geprägt.

Konstitutionslehren

Versucht man, das Gesamterscheinungsbild eines Menschen zu beschreiben, findet man immer wieder Merkmale, die auch auf andere Menschen zutreffen. Man kann dabei vor allem nach Körperbau und grundsätzlichen Verhaltensmustern unterscheiden.

Typenbildung hat Tradition

Ein Blick zurück in die Medizingeschichte zeigt, daß sich die Medizinschulen der Antike, des Mittelalters und der Neuzeit bis hin zu Beginn des 20. Jahrhunderts an verschiedenen Konstitutionstypen bzw. Temperamenten des Menschen orientierten. Dazu wurden Modelle entwickelt, die das Ziel hatten, sich der Individualität der Menschen in beschreibbaren und nachvollziehbaren Kategorien anzunähern.

Konstitution leitet sich vom lateinischen Wort »constitutio« (Beschaffenheit) ab. Medizinisch wird die Konstitution als individuelle Eigentümlichkeit eines Menschen, durch Erbanlagen und Umwelteinflüsse bedingt, verstanden.

Unabhängig voneinander stellten die griechische, die chinesische und die indische Medizin Persönlichkeitstypisierungen auf.

Während sich die griechische Viertemperamentelehre (Choleriker, Sanguiniker, Phlegmatiker und Melancholiker) in unserer Kultur einer ungebrochenen Tradition erfreuen konnte, haben die fernöstlichen Spielarten erst in jüngerer Zeit ihren Weg zu uns gefunden.

Den Menschen in Typklassen einzuteilen hat man schon frühzeitig versucht. So zeichnet sich etwa der Sanguiniker nach der griechischen Viertemperamentelehre durch ein heiteres und lebhaftes Temperament aus.

Zuordnung zu bestimmten Konstitutionstypen

Bei allen Modellen zur Zuordnung des Menschen zu bestimmten Konstitutionstypen ist auch die psychosomatische Sicht der Charakter- bzw. Körpertypen selbstverständlich. Aus ganzheitlicher Sicht heißt das also, daß psychische und körperliche Merkmale bei der Betrachtung nicht getrennt untersucht, sondern als eine Einheit verstanden werden.

Jedes körperlich-seelische Erscheinungsbild hat seine Vorzüge und seine Schwächen. Alle Modelle beschäftigen sich daher mit dem ganzen Menschen und seinen typischen Krankheitserscheinungen, ihrer Vermeidung und Heilung sowie der jeweils zum Typ passenden Ernährung.

Übersicht über die Konstitutionsmodelle

Kretschmer klassifiziert seine drei Konstitutionstypen nach ihrem unterschiedlichen Körperbau – vor allem hinsichtlich des Brustkorbs, der flach, breit oder gewölbt sein kann.

- Der griechische Arzt Hippokrates (460–370 v.Chr.) unterschied die Menschen nach vier Elementen, den Körpersäften: Blut, Schleim, gelbe Galle und schwarze Galle. Bei richtiger Mischung der Körpersäfte ist der Mensch gesund. Meist gibt es aber ein Ungleichgewicht, weshalb verschiedene Krankheiten auftreten können.
- Im Ayurveda unterscheidet man nach drei Typen: Vata, Pitta, und Kapha (= Wind, Galle, Schleim). Ziel ist es, die drei Doshas (Typen) in einem normalen Zustand zu halten bzw. sie dorthin zurückzuführen. Als Ursache für ein Ungleichgewicht der Doshas kommt auch die Ernährung in Frage. Es wurde ein System entwickelt, nach dem die Lebensmittel klassifiziert werden in solche, die das jeweilige Dosha vermindern oder es stärken. Der Konstitutionstyp wird nach ayurvedischer Auffassung bereits bei der Zeugung festgelegt und ist dem Menschen zugehörig.
- Auch nach dem Körperbau eines Menschen ist eine Zuordnung zu einem von drei Typen möglich: Astheniker, Athletiker und Pykniker. Dieses System wurde in den fünfziger Jahren von dem deutschen Psychiater Ernst Kretschmer entwickelt und beruht auf naturwissenschaftlicher Forschung. Die verschiedenen Körperbautypen werden psychosomatisch erfaßt, Krankheitsneigungen und unterschiedliche Stoffwechselreaktionen beobachtet.
- Ähnlich ist die Unterteilung von Carl Huter (1861–1912), dem Begründer der Psychophysiognomik, in drei Naturelle aufgebaut. Er unterscheidet nach Ernährungsnaturell, Bewegungsnaturell und Empfindungsnaturell.

In der traditionellen chinesischen Medizin, der Astrologie und der Psychologie werden ebenfalls Unterscheidungsmerkmale der Menschen zu verschiedenen Konstitutionstypen zusammengestellt.

Eine neue alte Typenlehre

Ein Konstitutionsschema darf die Menschen niemals in Schubladen pressen, aus denen es kein Entrinnen mehr gibt. Es kann jedoch der erste Schritt sein, dem Menschen einen Zugang zu seiner Individualität zu verschaffen, um sich selbst besser kennenzulernen und akzeptieren zu lernen.

Zum eigenen Körper stehen

Jedermann kennt das Dilemma der von der Schönheitsnorm abweichenden Menschen. Der füllige Körpertyp wird nur auf Kosten seiner Gesundheit gertenschlank. Die Körperfülle gehört zu ihm, er ist ein guter Futterverwerter, und wenn er einer kalorienreichen Kost nicht allzusehr zuspricht und fettleibig wird, ist seine Körperfülle das für ihn stimmige und gesunde Maß. Der feingliedrige, schlanke Typus kann dagegen Unmengen von Kalorien aufnehmen und wird es trotzdem kaum schaffen, an Gewicht zuzulegen. Sein Körperbau ist für ihn das Maß der Dinge.

Finden Sie Ihren Typ

Die Erkenntnis, daß der zu einem Menschen gehörende Körpertyp zur Gesamtpersönlichkeit gehört und nicht mit allen Mitteln einem Idealtypus angepaßt werden muß, wollen wir Ihnen vermitteln, damit Sie selbstbewußt Ihre Persönlichkeit – auch Ihren Körperbau – akzeptieren können.

Es ist für Sie wichtig, sich im eigenen Körper wohl zu fühlen. Dann spielen vorgegebene Gewichtsnormen nur mehr eine untergeordnete Rolle.

Fragen an Körper und Seele

Bei einem Vergleich der verschiedenen Konstitutionsmodelle fällt auf, daß in den maßgeblichen westlichen Systemen wie auch im Ayurveda drei Grundtypen differenziert werden. Da alle Konstitutionsmodelle individuelle Unterschiede der Persönlichkeiten deutlich machen und Orientierungen für ähnliche Körpertypen geben, ist es letztlich unerheblich, wie viele Nuancierungen angeboten werden. Eine Unterscheidung in drei Konstitutionstypen hat sich als einfach und praktikabel bewährt. Im folgenden sind drei Typen zusammengestellt, wobei von einem äußeren Erscheinungsbild ausgegangen wird, das eng mit der seelischen Verfassung des einzelnen verbunden ist. Jedem der drei Typen kann man bestimmte körperliche und seelische Merkmale zuordnen.

Schon im Altertum betonte man die Verbindungen, die zwischen den einzelnen Konstitutionstypen und bestimmten psychischen Merkmalen bestehen.

Im praktischen Teil dieses Buches finden Sie einen Konstitutionstypentest, der Ihnen sagt, welchem der drei Typen Sie sich am ehesten zuordnen können (siehe Seite 82ff.). Dort finden Sie auch Ernährungsempfehlungen für jede Mahlzeit und Ratgeber für Ihr gesamtes Wohlbefinden, ebenfalls nach Typen zusammengestellt (siehe Seite 142ff.).

Die Typen

Folgende drei Typen haben wir in der Weiterentwicklung der bisherigen Konstitutionslehren herausgearbeitet:

- **Empfindungstyp** (sensibel)
- **Bewegungstyp** (dynamisch)
- **Entspannungstyp** (bewahrend)

Diese drei Konstitutionstypen lassen sich durch bestimmte Merkmale und Charaktereigenschaften beschreiben. In Reinform treten die Typen allerdings selten auf. Oft finden sich bei einem Menschen Elemente aller drei Typen in den verschiedenen Lebensbereichen.

Das soll die Typenlehre leisten

Mit dem Begriff »Konstitution« wird die individuelle Merkmalsausprägung eines Menschen beschrieben; sie ist also ein Modell, mit dem versucht wird, Ordnung und Verständnis bei der Beschreibung menschlicher Eigenschaften zu schaffen. Die Konstitutionslehre sollte den Menschen einen Zugang zu ihrer Individualität eröffnen, sie darf nicht in ein primitives Schubladendenken ausarten.

In verschiedenen Kulturkreisen wurden Konstitutionstypenmodelle entwickelt, die erstaunliche Übereinstimmungen aufweisen; von daher läßt sich empirisch, also durch wissenschaftsgeschichtlich fundierte Erfahrungswerte, eine relativ plausible und der Praxis angemessene Klassifizierung erreichen.

Im wesentlichen lassen sich bei den verschiedenen Modellen drei grundlegende Konstitutionstypen herausfiltern, wobei in der Realität meist der Mischtyp vorkommt – in der Regel sind die Gestalts- und Persönlichkeitsmerkmale eines Menschen nicht ausschließlich nur einem Typ zuzuordnen.

Menschen mit dem gleichen Konstitutionstyp werden ähnliche Reaktionsmuster, ähnliche Anfälligkeiten gegen bestimmte Krankheiten sowie ähnliche Vor- und Abneigungen haben. Menschen verschiedenen Konstitutionstyps haben dagegen unterschiedliche, eventuell sogar völlig gegensätzliche Reaktionsmuster und Krankheitsanfälligkeiten.

Denken Sie immer daran, daß es bei der Zuordnung zu einem bestimmten Typ nicht um eine moralische Bewertung geht: Keiner der Typen ist besser oder schlechter als die anderen beiden.

Zum Umgang mit den Konstitutionstypen

- Keiner der Konstitutionstypen ist gut oder schlecht. Jeder hat seine Vor- und Nachteile, seine spezifischen Neigungen und Anfälligkeiten.
- Das Verhalten und die Ernährung können den jeweiligen Typ bzw. die typischen Merkmale stark beeinflussen. Bestimmte Lebensmittel können z. B. die typischen Merkmale einer Konstitution verstärken oder abmildern.
- Im Mittelpunkt stehen Empfehlungen, keine Verbote. Wenn Sie sich in Harmonie mit den verschiedenen Elementen der drei Konstitutionen befinden, entwickeln Sie mit der Zeit ein gutes Gespür für das, was Ihnen guttut.
- Die Basis des individuellen Experimentierens sollten Lebensmittel von einer hohen Qualität sein.
- Im folgenden sind die drei klassischen Konstitutionstypen in Reinform dargestellt. Es muß nochmals darauf hingewiesen werden, daß eine 100prozentige Zuordnung zu einem Typus sich in der Praxis kaum finden läßt. Die meisten Menschen lassen sich allerdings einem oder zwei Haupttypen zuordnen.

Der Empfindungstyp

Charakteristische Merkmale

Überschäumende Energie, aber auch Tatenlosigkeit bis zur Apathie vereinigt der Empfindungstyp in sich.

Der Empfindungstyp hat eine starke Verbindung zum Zentralnervensystem. Ein reges Geistesleben ist typisch für ihn. Er sprudelt über vor Ideen und schöpferischen Impulsen.

Er verfügt meist über eine feinfühlende Persönlichkeit; er ist der Gefühls- und Ideenmensch. Er ist der natürliche Vertreter des Feingeistigen, Psychischen und Innerweltlichen.

Körperliche Konstitution

Empfindungstypen sind eher feingliedrig, schlank bis untergewichtig und haben Probleme zuzunehmen. Die Gesichtszüge sind fein, schmal und zart, begleitet von einer lebhaften Mimik. Die Augen sind leuchtend und ausdrucksvoll, oft groß. Die Wangen sind zart, dünn und fein, die Nase schmal, schlank und meist von mittlerer Länge. Das Haar ist fein, seidenartig. Arme, Beine, Hände und Füße sind dünn, schlank, zart und mittellang. Die Muskulatur ist zart, aber leistungsfähig.

Die zarten Formen, der dünne Körperbau und die etwas blasse Hauttönung sind beim Empfindungstyp keine Anzeichen einer verminderten Leistungsfähigkeit oder gar Krankheit; sie gehören natürlicherweise zu ihm, veranlassen aber seine Mitmenschen häufig zu besorgten Fragen nach seiner Gesundheit und seinem Eßverhalten.

Der Empfindungstyp wird im harten Lebenskampf leicht tatenlos und apathisch. Die Energie für seine Aktivitäten kommt schubweise, d.h., Phasen von überschäumendem Tatendrang werden gefolgt von Lustlosigkeit und Antriebsschwäche.

Auf ihn konzentriert sich die meiste Tragik. Er hat am intensivsten Konflikte mit sich und der Welt auszutragen, nicht weil er ein konfliktreicher Mensch ist, sondern weil er ein wacheres Gewissen, ein reges, leicht ansprechendes Gemütsleben und allgemein eine psychisch sehr differenzierte Art hat.

Beschreibung

- Der Empfindungstyp ist mitleidig und hilfsbereit.
- Er ist der feinfühligste, sensibelste unter den drei Grundnaturellen und auch der schöpferischste. Um sich voll entfalten zu können, braucht der Empfindungstyp verfeinerte Lebensbedingungen. Rohes und Niedriges stoßen diesen Typ ab.
- Er liebt warme und helle Räume. Wind und Wetter setzt er wenig Widerstand entgegen, überhaupt vermag er feindlichen Einflüssen keine starke Widerstandskraft entgegenzusetzen. Kälte und Hitze verträgt er schlecht.
- Die Eigenschaften kalt und trocken, die Jahreszeit Herbst sowie das Element Luft werden dem Empfindungstyp zugeordnet.

Ernährungsgewohnheiten

Empfindungstypen nehmen die geringsten Mengen Nahrung zu sich, sind aber am wählerischsten. Sie sind nicht nur deshalb schlank, weil sie wenig essen, sondern weil sie das Essen nur begrenzt vertragen und weil ihre Verdauungskapazität gering ist. Empfindungstypen sollten besonderen Wert auf eine verfeinerte Eßkultur legen, was ihnen bei ihrem ästhetischen Empfinden auch nicht schwerfallen dürfte.

Sie neigen allerdings aufgrund ihrer grundsätzlichen Neigung zu Nervosität und Spontaneität zu unregelmäßigem und schnellem Essen, was ihrem Verdauungssystem nicht guttut. Eine große Rolle spielt für den Empfindungstyp die Atmosphäre beim Essen. Die Aufmerksamkeit sollte aufs Wesentliche, d. h. das Essen gerichtet sein. Spannungen und Konflikte bei Tisch wirken sich für den Empfindungstyp besonders ungünstig aus.

In gewisser Weise ist der Empfindungstyp ein Kulinariker, der sich aber sehr wohl aus der Ruhe bringen läßt. Beim Essen sollte er sich deshalb keineswegs ablenken lassen.

Befindlichkeitsstörungen und Krankheitsneigungen

In unausgeglichenem Zustand neigt der Empfindungstyp zu Hyperaktivität und Nervosität. Er ist leicht zu begeistern, vergißt aber auch schnell. Er neigt zu Besorgnis und demzufolge zu Schlafstörungen. Ein unregelmäßiger Lebensstil ist typisch für Empfindungsmenschen, bringt sie allerdings häufig aus dem Gleichgewicht. Sie verausgaben sich schnell und fühlen sich dann ausgelaugt, müde und depressiv.

Der Empfindungstyp ist besonders anfällig für Erkältungen und psychisch bedingte organische Störungen, also für psychosomatische Erkrankungen.

Verdauungs-beschwerden sind nicht immer auf eine falsche Ernährung, sondern oft auch auf Streß und Nervosität zurückzuführen.

Die Verdauung ist unregelmäßig und die Verdauungskapazität begrenzt. Typische Beschwerden sind Verstopfung, Blähungen sowie ein nervöser Magen. Es besteht eine Neigung zu folgenden Krankheiten bzw. Funktionsstörungen: Muskelverkrampfungen, niedrigem Blutdruck, Bindegewebsschwäche und Krampfadern.

Der Empfindungstyp auf einen Blick

- Leichter, zarter, feingliedriger Körperbau
- Unregelmäßiger Appetit und unregelmäßige Verdauung
- Handelt rasch und impulsiv
- Hat einen leicht zu unterbrechenden Schlaf, neigt zu Schlafstörungen
- Ist begeisterungsfähig, lebendig, ideenreich
- Ist leicht erregbar, wechselnde Gemütslage
- Greift schnell neue Informationen auf
- Vergißt schnell
- Neigt zur Besorgnis
- Neigt zur Verstopfung
- Neigt zu Untergewicht
- Ermüdet schnell, neigt zu Nervosität und Hyperaktivität, geistige und körperliche Energie kommt in Schüben

Der Bewegungstyp

Charakteristische Merkmale

Passend zu ihrem energisch und dynamisch wirkenden Äußeren sind Bewegungstypen von einer starken Tat- und Willenskraft geprägt. Sie verfügen über große Durchsetzungs-, Angriffs-, Widerstands- und Überwindungskraft. Sie bevorzugen eine Lebensweise, die ihnen einen weiten Aktionsradius ihrer Tätigkeiten einräumt. Gegen ständig sitzende Aktivitäten und engräumiges Leben haben sie eine starke Abneigung.

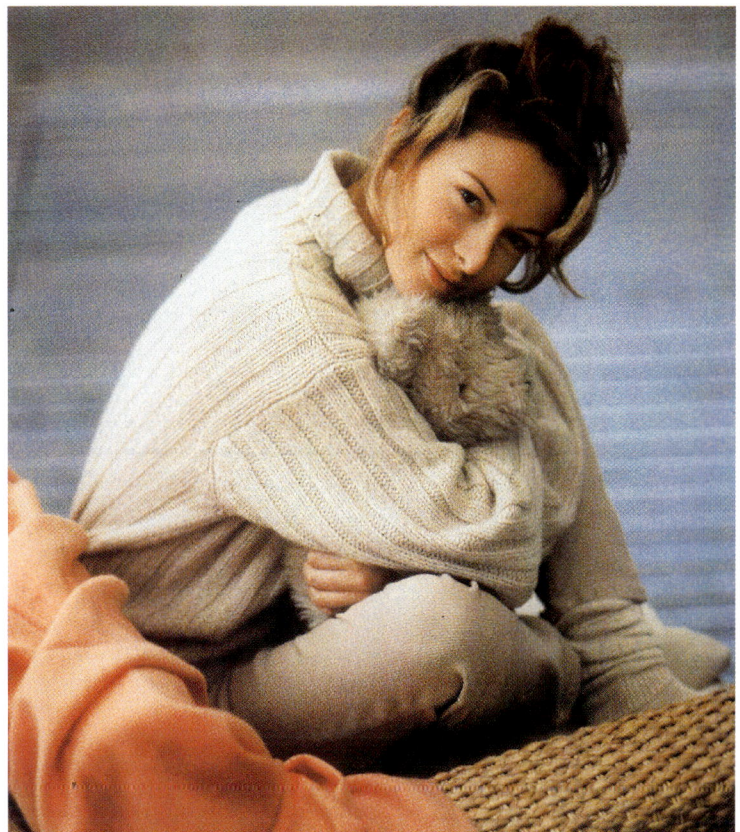

Wärme ist ihm wichtig, er ist feinfühlig und sensibel: der Empfindungstyp. Seine Empfindsamkeit beschert ihm allerdings auch leicht Schlafstörungen und unregelmäßige Verdauung.

Beschreibung

- Bewegungstypen lieben Reisen, besonders dann, wenn diese mit Strapazen verbunden sind oder wenn der Wagemut dabei eine Rolle spielt. Fast überall da, wo besondere physische Leistungen erbracht werden, sind die Bewegungstypen vorne mit dabei.
- Der Bewegungstyp erträgt Hitze und Kälte gleichermaßen gut. Auch liebt er Aufenthalt im Freien, selbst bei Wind und Wetter.
- Bewegungstypen erstreben einfache und klare Grundsätze, Programme und Richtlinien. Nach diesen richten sie sich. Sie handeln mehr nach rationellen, pragmatischen Überlegungen, weniger nach dem Gefühl.

Bewegungstypen sind ausgesprochene Führernaturen. Ihr Verstand ist scharf, ihr Handeln rationell und zielstrebig.

- Sie sind äußerst dynamisch, zielstrebig, konfliktfreudig, durchsetzungsfähig. Von daher ist es kein Wunder, daß sie für ihre guten Führungsqualitäten bekannt sind.
- Im ausgeglichenen Zustand sind sie zufrieden, warmherzig und großzügig.
- Sie haben einen Hang zum Perfektionismus.
- Ihr Verstand ist analytisch scharf, und sie verschwenden ihre Zeit ungern für nutzlose Tätigkeiten.
- Gemeinhin werden dem Bewegungstyp die Eigenschaften heiß und trocken, die Jahreszeit Sommer und das Element Feuer zugeordnet.

Körperliche Konstitution

Bewegungstypen haben einen kräftigen, athletischen Körperbau. Das Gesicht wirkt kantig und knochig. Die Augen erscheinen eher klein, die Mimik ist energisch. Die Nase ist groß und meist lang, das Kinn stark ausgeprägt und hervortretend.

Auffallend ist außerdem ihre helle, sonnenempfindliche Haut. Die Haare sind ebenfalls hell bis rötlich. Haarausfall mit Geheimratsecken und Glatzenbildung treffen Sie bei diesen Typen häufig an.

Der Hals der Bewegungstypen ist oftmals lang und muskulös, die Gliedmaßen sind überdurchschnittlich lang, die Knochen stark entwickelt. Ihr Körperbau prädestiniert sie generell für sportliche Aktivitäten, insbesondere für Sportarten, in denen Kraft und Ausdauer zugleich gefragt sind.

Ernährungsgewohnheiten

Für Bewegungstypen ist es wichtiger, daß es etwas zu essen gibt, als was es zu essen gibt. Sie können schlecht eine Mahlzeit überspringen, da sie einen großen Appetit haben und zu Heißhungeranfällen neigen. Sie bevorzugen eher eine derbe und deftige Kost.

Die Atmosphäre beim Essen spielt für Bewegungstypen nur eine untergeordnete Rolle. Zuviel Zeit beim Essen zu verbringen ist für sie Zeitverschwendung.

74

Befindlichkeitsstörungen und Krankheitsneigungen

Im unausgeglichenen Zustand neigen Bewegungstypen dazu, zornig, reizbar und ungeduldig zu werden.

Bewegungstypen haben die Neigung, den Körper motorisch zu sehr zu beanspruchen. Das bringt eine allgemein erhöhte Verletzungsgefahr mit sich, aber auch sonstige Krankheitserscheinungen wie Abnutzungsschäden und Kreislaufstörungen.

Sie neigen zu entzündlichen und rheumatischen Erkrankungen sowie zu Hautausschlägen und Akne. Bei übermäßigem Ausleben des Bewegungstriebs treten häufig Augenreizungen und Sehschwäche auf. Bewegungstypen sind empfindlich gegenüber Sonneneinstrahlung und müssen sich gut vor Sonnenbrand schützen.

Der Bewegungstyp neigt zu einer Überbeanspruchung des Körpers. Dies kann zu Abnutzungserscheinungen wie Arthrose oder entzündlichen Erkrankungen führen.

Der Bewegungstyp auf einen Blick

- Mittlerer, wohlproportionierter Körperbau
- Heller Hauttyp, sonnenempfindlich
- Starker Hunger oder Durst
- Gute Verdauung
- Scharfer Verstand
- Zielstrebig
- Gute Führungseigenschaften
- Sucht Herausforderungen
- Leicht ungeduldig, reizbar
- Effizienz steht im Mittelpunkt

Der Entspannungstyp

Charakteristische Merkmale

Die körperliche Gestalt der Entspannungstypen ist ein Spiegelbild ihrer psychischen Merkmale. Sie lassen sich trefflich mit den Eigenschaften schwer, beständig und bewahrend beschreiben. Entspannungstypen sind Gemütsmenschen, die die Welt mit heiterer Gelassenheit betrachten. Der Einstellung nach sind sie eher konservativ. Sie wollen erhalten und bewahren. Dem geistigen Fortschritt stehen sie meist abwartend, im Extremfall sogar ablehnend gegenüber.

Beschreibung

Entspannungs-typen lieben in allen Lebens-bereichen die Beständigkeit. Sie sind ausgeglichen und verfügen oft über eine schier engel-hafte Geduld.

- Ständige Veränderungen verunsichern sie. Bei Problemen haben sie eher die Tendenz, diese »auszusitzen«.
- Entspannungstypen stehen mit beiden Beinen auf der Erde, versuchen materielle Güter anzuhäufen und können sich schlecht von alten Dingen trennen.
- Im ausgeglichenen Zustand sind sie liebevoll und tolerant, bei Frauen sind mütterliche Eigenschaften charakteristisch für diesen Typus.
- Sie sind nicht leicht aus der Fassung zu bringen und haben einen Hang zur Selbstzufriedenheit.

Daß der Entspannungstyp fast unendlich ge-duldig und durch nichts aus der Ruhe zu bringen ist, sieht man ihm oft schon am Körperbau an. Man erkennt ihn häufig daran, daß er behauptet, schon vom Lesen fettgedruckter Zei-tungsüberschriften dick zu werden.

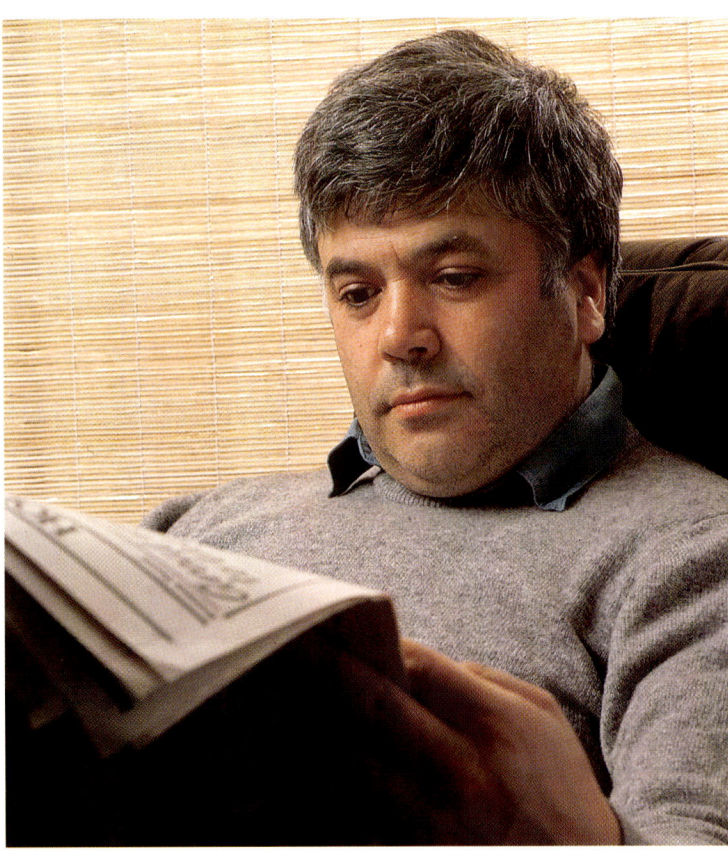

- Gegenüber den in allen Belangen schnell reagierenden Empfindungstypen ist Bedächtigkeit ein typisches Merkmal: sowohl bei der Entscheidungsfindung als auch bei der Aufnahme von neuen Informationen. Allerdings haben sie ein gutes Langzeitgedächtnis, und einmal erworbene Fähigkeiten bleiben für lange Zeit im Repertoire.
- Entspannungstypen lieben Ruhe, Behaglichkeit und körperliche Genüsse. Sie bevorzugen eine eher sitzende Lebensweise. Auch im weiteren Sinn sind sie eher seßhaft. Reisen unternehmen sie nur dann, wenn diese nicht mit körperlichen und geistigen Strapazen verbunden sind.
- Entspannungstypen haben eine Abneigung gegen körperliche Kraftanstrengungen und vernachlässigen daher leicht die für sie wichtige Bewegung.
- Sie ertragen Kälte gut, Wärme und Hitze dagegen schlecht.
- Die Eigenschaften feucht und kalt, die Jahreszeit Winter und das Element Erde bzw. Wasser werden dem Entspannungstyp zugeordnet.

Die körperbaulichen Merkmale des Entspannungstyps sind genetisch vorgegeben. Wenn er Gewichtsprobleme hat, liegt das selten am unmäßigen Essen.

Körperliche Konstitution

Entspannungstypen haben einen kraftvollen Körperbau. Sie neigen stark zur Gewichtszunahme und nehmen »schon beim bloßen Anblick von Essen« zu. Die Haut ist dick und glatt. Das Gesicht ist breit, voll, rund und weich, die Mimik ist wenig ausgeprägt. Die Nase ist kurz bis mittellang, die Nasenspitze rund. Der Hals erscheint kurz und dick.

Arme und Beine sind mittellang, die Muskulatur ist insgesamt umfangreich, rund und weich. Der füllige, rundförmige Körperbau ist für den Entspannungstyp die gesunde Lebensform. Er erlangt diesen Körperbau aufgrund genetischer Anlagen. Es ist also z. B. von der Fettsucht oder anderen pathologischen Formen des Dickseins zu unterscheiden. Entspannungstypen leiden in einer Zeit, in der das Schönheitsideal am extrem schlanken Typus orientiert ist, besonders unter dem gesellschaftlichen Druck, abnehmen zu müssen.

Ernährungsgewohnheiten

Die Entspannungstypen erlangen ihre naturgemäß rundlichen Formen nicht zwangsläufig durch vieles Essen. Sie sind im Gegensatz zu den Empfindungstypen gute Futterverwerter. Zudem sind Entspannungstypen den leiblichen Genüssen sehr zugetan, sie essen und trinken gerne und auch viel.

Befindlichkeitsstörungen und Krankheitsneigungen

Entspannungstypen neigen oft zu Übergewicht und leiden an den daraus entstehenden Krankheiten – etwa an Atembeschwerden, Stoffwechselstörungen, Arteriosklerose oder Gicht.

Der zum Entspannungstyp gehörige eher füllige Körperbau ist bei diesem Konstitutionstyp die gesunde Lebensform! Ein ähnlich voller Leib, wie er beim Entspannungstyp gesund ist, wäre beim Bewegungs- oder beim Empfindungstyp Anzeichen schwerer gesundheitlicher Störung.

Allerdings haben Entspannungstypen eine schwer zu übersehende Neigung, des Guten in Sachen »Speis und Trank« zuviel zu tun. Sie werden daher, gemessen am Normaltypus dieses Naturells, leicht übergewichtig. Allerdings ist erst ein starkes Übergewicht gesundheitsbelastend. Oft stellen sich dann Atembeschwerden und Stoffwechselkrankheiten ein. Entspannungstypen sind vor allem anfällig gegenüber den klassischen ernährungsabhängigen Krankheiten wie Arteriosklerose, Diabetes und Gicht.

Der Entspannungstyp auf einen Blick

- Kraftvoller Körperbau
- Langsame Bewegungen
- Nimmt Neues langsam auf
- Brütet lange über Entscheidungen
- Gutes Langzeitgedächtnis
- Schwer aus der Fassung zu bringen
- Neigt zur Trägheit
- Widerstandsfähig gegenüber Krankheiten
- Mütterlich, liebevoll und tolerant
- Langsame Verdauung
- Liebt gutes Essen und Trinken
- Neigt zu tiefem, langem Schlaf

Mischtypen

Jeder Mensch bekommt bei seiner Geburt etwas von jedem Merkmalstyp mit auf den Weg. Wenn wir von reinen Empfindungs-, Bewegungs- oder Entspannungstypen sprechen, dann allenfalls deswegen, weil bei ihnen eine Wesensart stark überwiegt.

Bei den meisten Menschen finden wir eine Kombination aus zwei Typen, wobei eine der beiden Wesensarten stärker, aber eben nicht extrem ausgeprägt ist.

Bei den Mischtypen überwiegt je nach Situation entweder die eine oder die andere typspezifische Reaktion. So kann ein Empfindungs-Bewegungs-Typ unter einer starken Belastung je nach Verfassung mal mit Ängstlichkeit reagieren, ein anderes Mal mit einem Wutausbruch. Die Angstreaktion ist charakteristisch für seinen Empfindungsanteil, während der Wutausbruch auf den Bewegungsanteil hindeutet. Auch im körperlichen Bereich zeigen sich Anteilsüberschneidungen. So neigt der Bewegungs-Entspannungs-Typ zu Körperfülle, ist aber gleichzeitig athletisch.

Es kann auch sein, daß ein Mensch seine Typanteile phasenweise unterschiedlich stark auslebt – indem etwa ein Empfindungs-Bewegungs-Mischtyp zeitweise zurückgezogen lebt und sich bei anderer Gelegenheit sportlich austobt.

Meist treten die beschriebenen Anlagen gemischt auf. Bei einer günstigen Kombination können die Nachteile des einen Typs leicht durch die Vorteile eines anderen ausgeglichen werden.

Der Empfindungs-Bewegungs-Mischtyp

Der Körperbau des Empfindungs-Bewegungs-Typs liegt in seiner Ausprägung zwischen den beiden »Grundtypen«. Er ist leicht und feingliedrig, eher sehnig und knochig, aber muskulöser als der reine Empfindungstyp. Wie dieser bewegt er sich gerne und viel. Er hat meist eine schnelle Auffassungsgabe.

Im Vergleich zum Empfindungstyp ist er dynamischer und willensstärker. Er leidet nicht so sehr unter extremen Stimmungsschwankungen. Daher ist er physisch und psychisch belastbarer und beständiger. Die Energie fließt bei ihm gleichmäßiger, er ist daher weniger anfällig für Erschöpfungszustände; kurz gesagt: Er hat ein dickeres Fell als der Empfindungstyp. Er profitiert zudem von dem »Verdauungsfeuer« des Bewegungstyps, nervöse Magen- und Darmbeschwerden sind bei ihm seltener anzutreffen.

Der Empfindungs-Entspannungs-Mischtyp

An den Verdauungsproblemen, unter denen der Empfindungs-Entspannungs-Mischtyp häufig leidet, zeigt sich, daß sich bei Mischtypen ungünstige Merkmale auch verstärken können.

Eine Kombination aus diesen beiden Typen ist in der Praxis eher selten anzutreffen, da sie anders als bei einer Kombination aus Empfindungs- und Bewegungstyp eher gegensätzliche Reaktionsmuster und körperliche Merkmale zeigen. Dies zeigte sich auch im Ergebnis einer statistischen Erhebung mittels Fragebögen, die wir Mitte 1995, während der Recherchen zu diesem Buch, an 300 Probanden durchführten.

Menschen mit dieser Typenkombination lassen sich als Entspannungstypen charakterisieren, denen die Körperfülle fehlt, die normalerweise ein typisches Merkmal für den Entspannungstyp ist.

Sie sind meist schlank und zeichnen sich durch innere Ruhe und Ausgeglichenheit aus, die bei Empfindungstypen so nicht vorkommt. Nur in Belastungssituationen geraten sie wesentlich schneller als die reinen Entspannungstypen in Hektik und in ein ängstliches, schreckhaftes Verhalten. Ihnen eigen ist auch die Neigung zum Aussitzen und Aufschieben von Problemen sowie der Hang zum Sparen und Anhäufen von materiellen Besitztümern. Wenn es allerdings notwendig wird, zu handeln und zu reagieren, kommen sie schneller aus den Startlöchern als reine Entspannungstypen.

Die den Empfindungs- und Entspannungstypen eigene Tendenz zu einer schwachen Verdauungsleistung kann sich bei diesem Typ addieren. Dies muß im Rahmen seiner Ernährungs- und Lebensweise berücksichtigt werden.

Der Bewegungs-Entspannungs-Mischtyp

Der Mischtyp aus Bewegung und Entspannung hat selten Probleme mit der Verdauung und dem Gewicht.

Menschen mit dieser Typenkombination sind, vor allem wenn die Bewegungsmerkmale überwiegen, die geborenen Schwerathleten. Die Körperfülle des Entspannungstyps vereinigt sich mit der Athletik und Muskelkraft des Bewegungstyps. Die innere und äußere Stabilität des Entspannungstyps zusammen mit der Kraft und Dynamik des Bewegungstyps ergibt meist eine robuste Konstitution, eine starke Widerstandskraft und hieraus resultierend eine hervorragende Gesundheit.

Überwiegt der Bewegungsanteil, stehen die Dynamik und der starke Leistungswille im Vordergrund der Aktivitäten. Sie entwickeln einen großen Ehrgeiz, die Gelassenheit des Entspannungstyps tritt zugun-

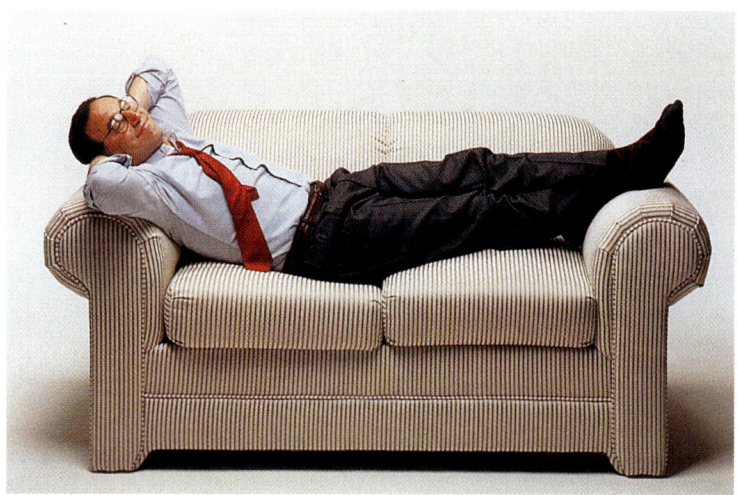

*Die drei beschrie-
benen Typen treten
in der Realität
kaum in Reinform
auf. So kann der
Bewegungs-
Entspannungs-
Mischtyp trotz aller
Dynamik leicht
zu innerer Ruhe
finden.*

sten des Feuers und der Suche nach Herausforderungen, die den Bewegungstyp charakterisieren, zurück. Überwiegt der Entspannungsanteil, kommen die Heiterkeit und die innere Stabilität des Entspannungstyps stärker zum Tragen.

Je stärker der Bewegungsanteil ausgeprägt ist, um so besser ist die Verdauungsleistung, um so seltener treten Gewichtsprobleme auf.

Der Empfindungs-Bewegungs-Entspannungs-Mischtyp

Seltener als die Kombination aus zwei Konstitutionstypen findet sich der Mischtyp, bei dem keine der drei Typausprägungen deutlich überwiegt. Er ist sehr ausgeglichen und hat ein großes Repertoire an Reaktionsweisen zur Verfügung.

Menschen, bei denen keine der drei typischen Merkmalsausprägungen dominiert, erfreuen sich in der Regel einer guten Gesundheit und fallen durch ein fröhliches und ausgeglichenes Wesen auf. Sie haben eine große Auswahl an Reaktionsweisen, die der jeweiligen Situation angemessen und weniger durch ihren Typus vorbestimmt sind. Im Rahmen der allgemeingültigen Regeln (siehe Kapitel »Genußvolle Ernährung«, Seite 100ff.) für eine gesunde Ernährung können sie sich am freiesten von allen Mischtypen an ihrem persönlichen Geschmack und der Bekömmlichkeit orientieren.

Konstitutionstypentest
Entdecken Sie Ihren Typ

Für Mischtypen zu beachten: Sie können z. B. ein Bewegungs-Entspannungs-Typ oder auch ein Entspannungs-Bewegungs-Typ sein. Die Anlage, die bei Ihnen überwiegt, ist die zuerst genannte. Je nachdem, wo Sie die höhere Punktzahl erreichen, müssen Sie im Ratgeberteil unter »Bewegungstyp« oder »Entspannungstyp« nachschlagen.

Mit Hilfe der drei folgenden Fragebögen – Test auf Empfindungstyp, Test auf Bewegungstyp und Test auf Entspannungstyp – können Sie Ihren persönlichen Konstitutionstyp ermitteln.

- Kreuzen Sie jeweils die Antworten an, die am ehesten auf Sie zutreffen. Überlegen Sie nicht zu lange, das erste Gefühl ist meist das Zutreffende.
- Ermitteln Sie für jeden Fragebogen Ihre jeweilige Gesamtpunktzahl.

So gehen Sie vor

- Für jede Antwort »trifft nicht zu« erhalten Sie 1 Punkt,
für jede Antwort »trifft eher nicht zu« erhalten Sie 2 Punkte,
für jede Antwort »teils, teils« erhalten Sie 3 Punkte,
für jede Antwort »trifft eher zu« erhalten Sie 4 Punkte,
und für jede Antwort »trifft voll zu« erhalten Sie 5 Punkte.
- Die maximale Punktzahl, die Sie pro Fragebogen erhalten können, beträgt 100 Punkte, die kleinstmögliche Punktzahl 20.
- Liegen Sie bei einem oder mehreren Fragebögen über der Punktzahl 60, tendieren Sie stark zu dem jeweiligen Typus; je höher Ihre Punktzahl, um so stärker.
- Liegen Sie nur bei einem Fragebogen über dem Wert 60, so können Sie sich als »reinen« Empfindungstyp, »reinen« Bewegungstyp oder »reinen« Entspannungstyp betrachten.
- Mischtypen haben bei zwei oder gar allen drei Typen eine Punktzahl über 60.
- Vergleichen Sie das Ergebnis nochmals mit den ausführlichen Beschreibungen der Typen, und entscheiden Sie dann, ob Sie sich hier wiederfinden.
- Eine zusätzliche Hilfe zur Bestimmung Ihres Typs und zur Auswertung Ihres Testergebnisses bietet das Kapitel »Individualität des Essens und Trinkens«, Seite 60ff.
- Im Kapitel »Ratgeber für jeden Typ«, Seite 142ff. finden Sie Vorschläge für die typgerechte Ernährung und naturheilkundliche Tips.

Test: Sind Sie ein Empfindungstyp?	Trifft nicht zu	Trifft eher nicht zu	Teils, teils	Trifft eher zu	Trifft voll zu
1. Ich handle schnell.	❏	❏	❏	❏	❏
2. Ich kann einmal Gelerntes schlecht auf lange Zeit behalten.	❏	❏	❏	❏	❏
3. Ich bin lebhaft und begeisterungsfähig.	❏	❏	❏	❏	❏
4. Ich kann Neues schnell aufnehmen.	❏	❏	❏	❏	❏
5. Ich habe einen leichten Gang.	❏	❏	❏	❏	❏
6. Ich kann mich schwer entscheiden.	❏	❏	❏	❏	❏
7. Ich handle spontan.	❏	❏	❏	❏	❏
8. Mein Knochenbau ist leicht und feingliedrig.	❏	❏	❏	❏	❏
9. Meine Haut neigt zu Trockenheit.	❏	❏	❏	❏	❏
10. Ich bin eher schlank und nehme schwer zu.	❏	❏	❏	❏	❏
11. Ich ertrage kaltes Wetter weniger gut als andere Menschen.	❏	❏	❏	❏	❏
12. Ich gelte bei meinen Freunden als sehr gesprächig.	❏	❏	❏	❏	❏
13. Meine Stimmungen wechseln schnell.	❏	❏	❏	❏	❏
14. Meine Bewegungen sind rasch und aktiv.	❏	❏	❏	❏	❏
15. Ich reagiere eher gefühlsbetont.	❏	❏	❏	❏	❏
16. Ich bin geistig sehr rege und sprudle vor Ideen über.	❏	❏	❏	❏	❏
17. Meine Energie (Schaffenskraft) kommt in plötzlichen Schüben.	❏	❏	❏	❏	❏
18. Ich bin leicht erregbar.	❏	❏	❏	❏	❏
19. Auf mich selbst gestellt, habe ich unregelmäßige Eß- und Schlafgewohnheiten.	❏	❏	❏	❏	❏
20. Ich fühle mich häufig rastlos.	❏	❏	❏	❏	❏

Test: Sind Sie ein Bewegungstyp?	Trifft nicht zu	Trifft eher nicht zu	Teils, teils	Trifft eher zu	Trifft voll zu
1. Ich halte mich für sehr effizient.	❑	❑	❑	❑	❑
2. Ich bin bei allem, was ich tue, extrem genau und ordentlich.	❑	❑	❑	❑	❑
3. Ich habe einen starken Willen und kann mich gut durchsetzen.	❑	❑	❑	❑	❑
4. Bei heißem Wetter fühle ich mich eher als andere Menschen unwohl oder müde.	❑	❑	❑	❑	❑
5. Bei sportlichen Tätigkeiten schwitze ich leicht.	❑	❑	❑	❑	❑
6. Auch wenn ich es nicht immer zeige, bin ich schnell gereizt oder verärgert.	❑	❑	❑	❑	❑
7. Meine Haut wird schnell rot.	❑	❑	❑	❑	❑
8. Ich neige zu Haarausfall.	❑	❑	❑	❑	❑
9. Ich neige zu Sommersprossen.	❑	❑	❑	❑	❑
10. Ich habe einen kräftigen, athletischen Körperbau.	❑	❑	❑	❑	❑
11. Ich bin sehr freiheitsliebend.	❑	❑	❑	❑	❑
12. Ich verliere leicht die Geduld.	❑	❑	❑	❑	❑
13. Ich neige zum Perfektionismus.	❑	❑	❑	❑	❑
14. Ich brause zwar schnell auf, vergesse aber ebenso schnell wieder.	❑	❑	❑	❑	❑
15. Ich bin bei der Durchsetzung meiner Vorstellungen sehr beharrlich.	❑	❑	❑	❑	❑
16. Ich empfinde die Temperatur in einem Raum eher als zu warm.	❑	❑	❑	❑	❑
17. Ich bin schon morgens fit.	❑	❑	❑	❑	❑
18. Ich bin nicht so tolerant, wie ich sein sollte.	❑	❑	❑	❑	❑
19. Ich brauche Herausforderungen in meinem Leben.	❑	❑	❑	❑	❑
20. Ich bin anderen Menschen gegenüber kritisch eingestellt.	❑	❑	❑	❑	❑

Test: Sind Sie ein Entspannungstyp?	Trifft nicht zu	Trifft eher nicht zu	Teils, teils	Trifft eher zu	Trifft voll zu
1. Ich handle gewöhnlich langsam und ohne Hektik.	❏	❏	❏	❏	❏
2. Ich nehme leichter zu und schwerer ab als andere.	❏	❏	❏	❏	❏
3. Ich bin von Natur aus ruhig und gesetzt; ich gerate selten aus der Fassung.	❏	❏	❏	❏	❏
4. Ich neige zu fettigem Haar.	❏	❏	❏	❏	❏
5. Ich bin eher sparsam.	❏	❏	❏	❏	❏
6. Ich brauche mindestens acht Stunden Schlaf, um mich am folgenden Tag wohl zu fühlen.	❏	❏	❏	❏	❏
7. Ich habe einen guten Schlaf.	❏	❏	❏	❏	❏
8. Ich rege mich selten auf.	❏	❏	❏	❏	❏
9. Ich kann einmal Gelerntes gut auf lange Zeit behalten.	❏	❏	❏	❏	❏
10. Ich neige zu Körperfülle.	❏	❏	❏	❏	❏
11. Kaltes und feuchtes Wetter ist mir zuwider.	❏	❏	❏	❏	❏
12. Mein Energiepegel ist ausgeglichen.	❏	❏	❏	❏	❏
13. Ich habe eine weiche und glatte Haut.	❏	❏	❏	❏	❏
14. Ich habe einen kräftigen Körperbau.	❏	❏	❏	❏	❏
15. Ich bin von Natur aus sanftmütig.	❏	❏	❏	❏	❏
16. Ich bin sehr ordnungsliebend.	❏	❏	❏	❏	❏
17. Ich habe eine gute Ausdauer und Widerstandskraft.	❏	❏	❏	❏	❏
18. Ich gehe langsam und gemessen.	❏	❏	❏	❏	❏
19. Ich neige zur Langschläferei und komme morgens nur langsam in Gang.	❏	❏	❏	❏	❏
20. Ich gehe bei meinen Tätigkeiten langsam und methodisch vor.	❏	❏	❏	❏	❏

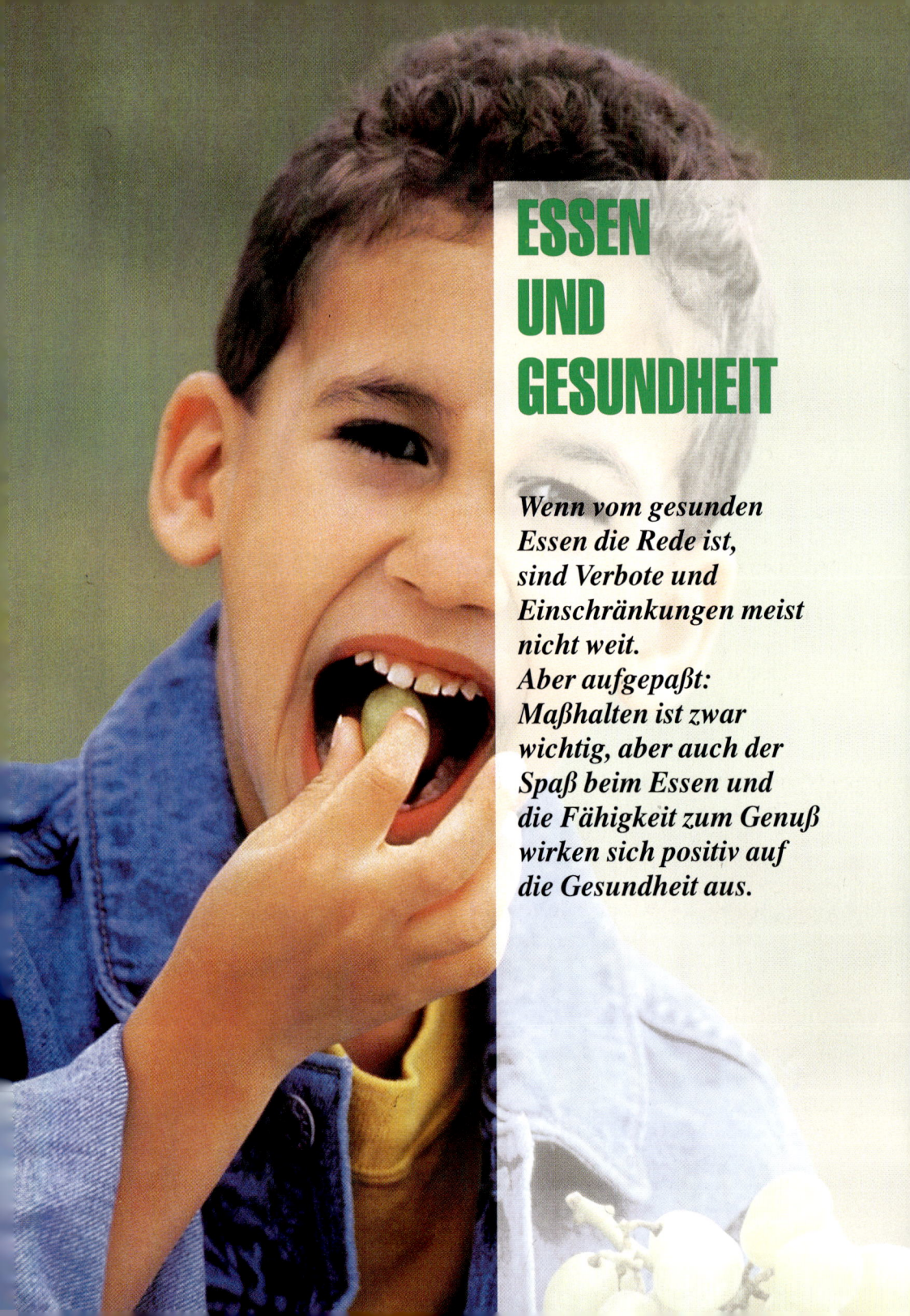

ESSEN UND GESUNDHEIT

Wenn vom gesunden Essen die Rede ist, sind Verbote und Einschränkungen meist nicht weit.
Aber aufgepaßt: Maßhalten ist zwar wichtig, aber auch der Spaß beim Essen und die Fähigkeit zum Genuß wirken sich positiv auf die Gesundheit aus.

Essen – Teil unseres Lebensstils

Das gesunde Lebenskonzept

Haben Sie sich schon einmal über Ihre Ernährung Gedanken gemacht und nach Ratschlägen gesucht oder eine Diät gehalten? Dann waren Sie sicher zuvor mit etwas unzufrieden, sei es mit Ihrer Figur (die keine Modellmaße aufwies), sei es mit Ihrer Gesundheit oder aus anderen Gründen.

Meist beginnen Menschen sich erst dann Gedanken um ihre Ernährung zu machen, wenn Probleme mit dem Gewicht oder der Gesundheit auftauchen.

Gesundheit ist eines unter vielen Motiven, die Menschen bei der Nahrungsauswahl lenken. Man redet heute viel von Zivilisationskrankheiten und Fehlernährung, trotz oder gerade wegen eines Übermaßes an Wahlmöglichkeiten. Der negative Einfluß einer schlechten Ernährung auf die Gesundheit ist unumstritten, hinzu kommen jedoch eine Reihe weiterer krankheitsfördernder Verhaltensweisen wie z.B. Rauchen, Bewegungsmangel, Streß u. a.

Falsches Essen macht krank

Neben genetischen Veranlagungen, die Krankheiten auftreten lassen können, ist falsche Ernährung tatsächlich die häufigste Krankheitsursache. Ist nicht genügend Jod in der Nahrung, kommt es zwangsläufig zu Schilddrüsenfunktionsstörungen und Kropfbildung, Vitamin-D-Mangel erzeugt z.B. Rachitis usw. Es gibt Krankheiten, bei denen eine spezielle Diät lebensnotwendig ist, zu der es keine Alternativen gibt. Auch bei Lebensmittelvergiftungen ist der unmittelbare Einfluß der Nahrung offensichtlich.

Die Präventionsfalle

Natürlich ist es gut und wichtig, beim Essen auch an die Gesundheit zu denken. Bei vielen Menschen verbergen sich jedoch hinter dem Gedanken der Vorbeugung von Krankheiten (Prävention) eine Reihe von Fallstricken.

Die folgende, frei erfundene Geschichte von Peter S. soll dies zeigen. Wir haben dabei an einen Mann mittleren Alters gedacht, der eine im allgemeinen als gesund angesehene Lebensweise gewählt hat.

An alles gedacht

Ein wirklich vorbildlicher Typ, dieser Peter – oder fehlt da etwas?

Peter achtet besonders auf seine Ernährung und auf ausreichende Bewegung neben der Arbeit. Er steht frühmorgens auf, um seine Morgengymnastik speziell zur Rückenkräftigung durchzuführen. Anschließend macht er eine kleine Morgenmeditation. Er wiegt sich und mißt seinen Blutdruck. Zum Frühstück ißt er Frischkornbrei und trinkt Kräutertee. Im morgendlichen Stau versucht er ruhig zu bleiben. Bei der Arbeit vermeidet er Streß weitgehend. Das Rauchen hat er längst aufgegeben, Süßigkeiten und Kuchen lehnt er dankend ab. Zum Mittagessen nimmt er sich reichlich Zeit und achtet auf die Vollwertigkeit des Menüs. Beim kleinen feierlichen Umtrunk in der Firma lehnt er den Geburtstagssekt ab.

Zu Hause angekommen, macht er einen halbstündigen Dauerlauf mit einem Meßgerät, das ihm die optimale Pulsfrequenz anzeigt. Tennis, Skilaufen und Fußball machen ihm zwar mehr Spaß, sind aber, wie er

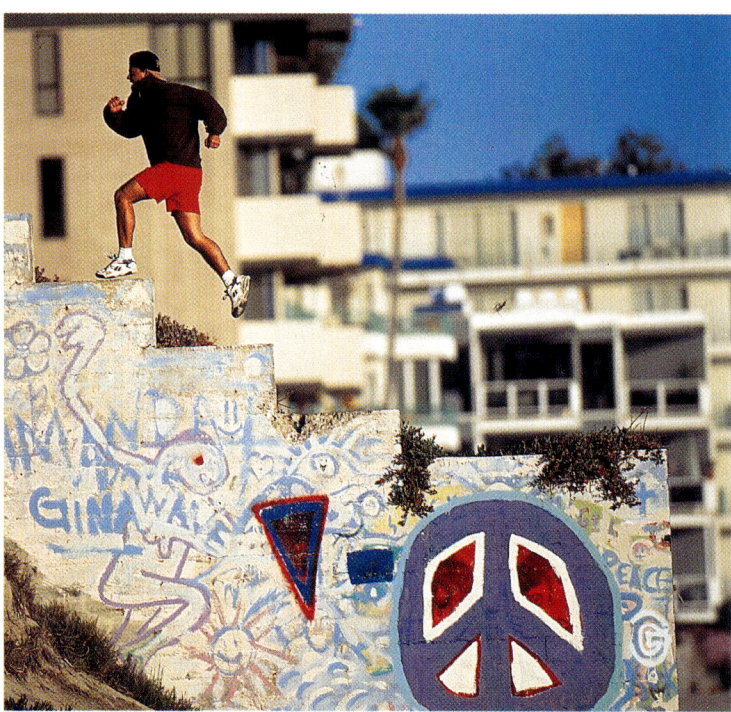

Man kann's auch übertreiben. Die Wirkungen der besten Fitneßübungen bleiben begrenzt, wenn sie ohne Freude und Gelassenheit betrieben werden. Dann arten sie schnell in Streß aus und sind genauso ungesund wie eine 60-Stunden-Woche.

in vielen Gesundheitsseminaren gehört und in entsprechenden Zeitschriften gelesen hat, viel zu verletzungsträchtig und nur bedingt gesund. Zum Abendessen gibt es Knäckebrot mit Frischkäse, Salat und Kräutertee. Den Grillabend bei Freunden hat er abgesagt: Erstens ißt er aus Gesundheitsgründen kein Fleisch mehr, und zweitens haben seine Freunde einen Grill, bei dem das Fett in die Glut tropft und sich krebserregende Stoffe über den Rauch ins Fleisch setzen. Peter geht daher um 22.00 Uhr ins Bett, um acht Stunden zu schlafen.

Vorbildlich leben

Die Geschichte von Peter ist die konsequente Fortführung des Präventionsgedankens, der sich auf eine Vielzahl von Einzelmaßnahmen stützt, um bestimmte Risikofaktoren für bestimmte Krankheiten auszuschalten. Die »Abarbeitung« möglichst vieler gesunder Verhaltensweisen pro Tag läßt dem gesundheitsbewußten Menschen kaum noch Zeit für sein eigentliches Leben.

Der Gesundheitspsychologe H. Ernst mahnt an: »Eine Gesundheitserziehung, die mit ständig warnend aufgestelltem Zeigefinger eine Unzahl von Risikofaktoren herausstellt und im Grunde nichts anderes als Leistungsdruck und schlechtes Gewissen erzeugt, muß schon deshalb scheitern, weil sie das Gesamtbild allmählich aus den Augen verliert und – wie der Hase hinter dem Igel – hinter dem jeweils neuesten Risikofaktor herläuft, um ihn in Schach zu halten.«

Fast täglich erhalten wir Informationen über gesundheitsgefährdende Stoffe in unseren Nahrungsmitteln. Kein Wunder also, daß einem manchmal die Lust am Essen vergehen kann.

Ständig neue Ernährungsskandale

Risikofaktoren, vor allem bei der Ernährung, gibt es reichlich: zuviel Fett, zuviel gesättigte Fettsäuren, zuviel Cholesterin, zuviel Zucker, Schimmel, Salmonellen, BSE, Schadstoffe usw. Allein die Vermeidung der Risikofaktoren würde den gesundheitsbewußten Esser den ganzen Tag in Atem halten.

Gibt es ein Entrinnen aus der Präventionsfalle oder müssen wir unser Leben opfern, um gesund zu bleiben? Um nicht falsch verstanden zu werden: Die Devise »Vorbeugen ist besser als Heilen« gilt mehr denn je. Was verändert werden muß, ist der Versuch, sich vor jeder denkbaren Krankheit und jedem Gesundheitsrisiko schützen zu wollen. Die Zahl dieser Risiken geht ins Unendliche, und sie alle umgehen zu wollen würde ein normales Leben völlig einschränken.

Gesund sein – mehr als nicht krank

Die Frage nach der Verhinderung von Krankheiten darf nicht mehr allein im Vordergrund stehen, sondern vielmehr die Frage »Was erhält Gesunde gesund?«.

Ein umfassendes Gesundheitskonzept geht über die Ernährungsfrage weit hinaus. Bestimmte Verhaltensweisen und Gewohnheiten eines Menschen können die Gesundheit erheblich beeinträchtigen.

Gesundheit wird nicht nur über die Abwesenheit bzw. die Verhinderung von Krankheiten definiert. Verbote und Einschränkungen (weniger Salz, Fett, Zucker, Fleisch essen usw.) werden nur selten auf Dauer eingehalten. Sie stehen nämlich dem wichtigsten Motiv zu essen entgegen: dem Genuß!

Essen ist Teil des Lebens

Eine gesunde Ernährungsweise ergibt sich nicht automatisch dadurch, daß man nicht ißt, was krank macht oder vielleicht krank machen könnte. Wir haben keine Garantie, mit einer bestimmten Ernährungsweise niemals krank zu werden. Bei der Gesundheit dreht sich nicht alles um die richtige, gesunde Ernährung, sondern Essen ist ein Teil des gesunden Lebensstils eines Menschen.

Um zu erfahren, wie man sich gesund ernährt, muß zunächst die Frage beantwortet werden: »Was hält den Menschen überhaupt gesund?« Erst aus den Antworten dieser zentralen Frage und dem daraus entstehenden Bild eines umfassenden Gesundheitskonzeptes kann abgeleitet werden, welche konkreten Beiträge die Ernährung für einen gesunden Lebensstil liefern kann.

Ernährung allein schützt nicht vor Krankheiten

Ein Mensch, der sich nach den Vorstellungen der Ernährungswissenschaftler gesund ernährt, ist noch lange nicht gefeit vor Krankheiten; auch nicht vor den ernährungsabhängigen Krankheiten, bei denen die Ernährung zweifelsohne eine bedeutende Rolle spielt, die aber in ihrer Mehrzahl neben der Fehlernährung auch von anderen krank machenden Verhaltensweisen mitverursacht werden. Ein Herzinfarkt beispielsweise wird durch zu fette Ernährung begünstigt, aber eben auch in hohem Maß von anderen Faktoren.

Das Geheimnis der ganzheitlichen Gesundheit

Überlegungen für eine gesunde Ernährung sollten in ein ganzheitliches Gesundheitskonzept eingeordnet sein und dürfen nicht isoliert von anderen Wissenschaften betrachtet werden, die auch eine Menge zum Thema »Gesundheit« zu sagen haben.

Die Untersuchung der Frage »Was hält den Menschen gesund?« ergab eine Reihe von Lebenseinstellungen und Verhaltensweisen, die auf den ersten Blick neu und ungewöhnlich aussehen.

Ausgangspunkt verschiedener Untersuchungen zu diesem Thema war die Feststellung, daß Menschen trotz ungünstiger Lebensbedingungen, großer Streßbelastung und einer Vielzahl objektiver Risikofaktoren – darunter auch eine schlechte Ernährung – erstaunlich gesund blieben, während andere unter ähnlichen Umständen schwer erkrankten.

Eine richtige Lebenseinstellung, die vor allem die Übernahme von Verantwortung für sich selbst beeinhaltet, ist eine wesentliche Voraussetzung für unsere Gesundheit.

Ein gutes Abwehrsystem

Was ist das Geheimnis der gesunden Menschen? Den trotz widriger Umstände gesund Gebliebenen waren bestimmte Lebenshaltungen gemeinsam, die sie – und damit ihr Abwehrsystem – so stärkten, daß sie sich Krankheiten buchstäblich vom Leibe hielten. Dazu gehören Hardiness, Kohärenz und Optimismus.

Hardiness

Mit dem Begriff »Hardiness« beschreiben die Psychologen Maddi und Kobasa eine Lebenseinstellung, die wie folgt charakterisiert wird:

- Engagement und Selbstverpflichtung, d.h. die Eigenschaft, sich 100prozentig für eine Sache zu engagieren, das Beste zu geben
- Die Ausübung von Kontrolle über das eigene Leben, d.h. das Gefühl, über sein Leben eigenverantwortlich entscheiden zu können
- Die Annahme von Veränderungen als Herausforderung, nicht als Bedrohung, die Fähigkeit, in Krisen und Problemen auch Chancen für die Weiterentwicklung zu sehen

Kohärenz

Nach dem Gesundheitswissenschaftler Aaron Antonovsky bedeutet Kohärenz das Gefühl des inneren Zusammenhangs der Dinge:

- Ein sich auf alle Lebensbereiche erstreckendes Vertrauen, daß die Reize aus der inneren und äußeren Welt im Laufe des Lebens strukturiert, vorhersagbar und erklärbar sind
- Das Bewußtsein, daß es Mittel und Wege gibt, die Aufgaben zu lösen, die durch diese Reize gestellt werden
- Daß diese Aufgaben Herausforderungen sind, für die es sich lohnt, sich zu engagieren und zu investieren

Je ausgeprägter die Kohärenz – so die These von Antonovsky – eines Menschen ist, um so weniger werden ihm die zahlreichen, unvermeidbaren Stressoren im Leben etwas anhaben können.

Optimismus

Subjektives Gesundheitsgefühl und objektiver Gesundheitszustand müssen nicht unbedingt übereinstimmen.

Eine auf sieben Jahre angelegte kanadische Studie bei 3500 älteren Menschen über ihren objektiven und subjektiven Gesundheitszustand ergab ein erstaunliches Resultat: Entscheidend ist gar nicht, ob jemand objektiv wirklich gesund ist, sondern ob er sich so fühlt.

Unter den Befragten starben wesentlich mehr Senioren, die sich zu Beginn der Studie nach ihrer eigenen Einschätzung eher krank fühlten. Diejenigen, deren objektiver Gesundheitszustand eher schlecht war, die sich selbst aber bei guter Gesundheit fühlten, überlebten ihre pessimistischen Altersgenossen unabhängig vom objektiven Gesundheitsstatus.

> **Fröhlich länger leben**
> Das gleiche Resultat erbrachte eine Studie in Kalifornien. Keiner der Teilnehmer war besonders gesundheitsbewußt, niemand konnte alle Risiken meiden oder wollte auf alle potentiell gefährlichen Dinge, etwa Alkohol oder Nikotin, verzichten. Von größter Bedeutung für die langfristige Gesundheit jedoch war nicht die Zahl gesundheitsbewußter »richtiger« Verhaltensweisen, sondern das subjektive Gesundheitsgefühl. Ganz unabhängig davon, wie »gesund« jemand lebte – wenn er sich bei diesem Lebensstil als eher kränklich bewertete, dann erhöhte sich sein Erkrankungs- und Sterblichkeitsrisiko um das Zweieinhalb- (bei den Männern) bis Fünffache (bei den Frauen).

Ein gesundes Selbstwertgefühl

Zahlreiche Studien belegen eindrucksvoll die Bedeutung der inneren Haltung und Lebenseinstellung für die Gesundheit eines Menschen. Die Ergebnisse bestätigen die Erkenntnisse der Psychoneuroimmunologie, einer Wissenschaft, die die Wechselwirkungen zwischen Seelenzustand, Nerven- und Immunsystem untersucht. Die positiven Kräfte von Überzeugungen, Hoffnungen und Lebenssinn haben einen starken Einfluß auf die Abwehrkraft des Menschen gegenüber einer Vielzahl von Krankheiten.

Es ist sicher wichtig, gut mit essentiellen Nähr- und Schutzstoffen versorgt zu sein; es ist auch vernünftig, den Salz-, Zucker- und Fettverzehr in Grenzen zu halten. Mit anderen Worten: Es ist wichtig, sich um den physisch-stofflichen Bereich zu kümmern. Wird der Blick jedoch zu sehr darauf verengt, kommt die psychische Komponente beim Essen zu kurz.

Selbstbestimmung sollte auch in bezug auf die Ernährung sein. Lassen Sie sich durch starre Regelsysteme nicht zu sehr einengen.

Gesunde Ernährung – eine Frage des Bewußtseins

Wenn zudem die Selbstbestimmtheit des Lebens ein so gravierender Gesundheitsfaktor ist, wie uns die Untersuchungen zeigen, sind Ernährungskonzepte nicht mehr zeitgemäß, die den Menschen mit starren, dogmatischen und realitätsfernen Vorschriften bekehren wollen. Mit der »richtigen Ernährung« sämtliche Gesundheitsprobleme lösen zu wollen führt Sie ebenso in die Sackgasse, als wenn Sie völlig unkontrolliert mit Nahrungsmitteln umgehen, die keine hohe Qualität haben. Das sind vor allem Nahrungsmittel mit den Hauptzutaten Zucker, Fett und Salz.

Die Ergebnisse der Gesundheitsforscher erklären auch die widersprüchlichen und verwirrenden Berichte über Erfolge und Mißerfolge bestimmter Ernährungsweisen selbst bei schwerwiegenden Erkrankungen, wie z. B. Krebs. Die Plazebowirkung von bunten Pillen oder schon eines Arztkittels wird von keinem ernstzunehmenden Wissenschaftler mehr bezweifelt. Daß der Glaube heilt, wird heute allgemein anerkannt. Über die Plazebowirkung einer bestimmten Ernährungsform dagegen hat man noch nie etwas gelesen. Wenn der Glaube Berge versetzen kann, warum soll dann nicht auch eine Kostform gesund sein, die objektiven, naturwissenschaftlichen Kriterien nicht genügen würde?

Gesundheit als Sozialprodukt

Die Gesundheitsforscher stellen neben der Lebenseinstellung einen weiteren für die Gesundheit wesentlichen Aspekt heraus: die soziale Komponente.

Gruppenerlebnisse

Im Rahmen eines Vorbeuge- und Rehabilitationsprojektes für Herzkranke entwickelte der Kardiologe Dean Ornish ein Programm, in dem die Patienten in Gruppen lernen, sich gut zu ernähren, ihren Streß zu bewältigen, das Rauchen aufzuhören, die Fitneß zu trainieren u. a. Die ursprüngliche Annahme, der Erfolg des Programms sei ausschließlich auf die Verminderung der klassischen Risikofaktoren zurückzuführen, revidierte Ornish im nachhinein. Als wesentlichen Erfolgsfaktor betrachtete er die gegenseitige soziale Unterstützung, die sich die Patienten in ihren Bezugsgruppen gaben.

Die Dienstzeiten in unserer modernen Arbeitswelt machen ein gemeinsames Essen als alltägliches Gruppenerlebnis fast unmöglich.

Die Gruppenunterstützung stellt einen der mächtigsten Heilfaktoren dar. Denn sie beseitigt eine fundamentale Streßursache: das Gefühl, einsam und isoliert zu sein. Umgekehrt kann alles, was echte Intimität und tiefe soziale Kontakte gibt, uns zusammenbringen, uns ganz machen, also im ursprünglichen Wortsinn heilen.

Der Mensch – ein soziales Wesen

Die Bedeutung des sozialen Lebens für die Gesundheit der Menschen ist in zahlreichen Untersuchungen belegt. Wie wir im ernährungshistorischen Rückblick gesehen haben, hatte das Essen im Kreis der bäuerlichen Großfamilie weit größere Bedeutung als das Stillen von Hunger und Durst. Die gemeinsamen Mahlzeiten hatten wichtige kommunikative und soziale Funktionen sowohl im Alltag als auch an Festtagen.

Auch heute steht eine gehobene Eßkultur für mehr als die Befriedigung der Grundbedürfnisse von Hunger und Durst. Ihre soziale Aufgabe hat sie auch heute noch.

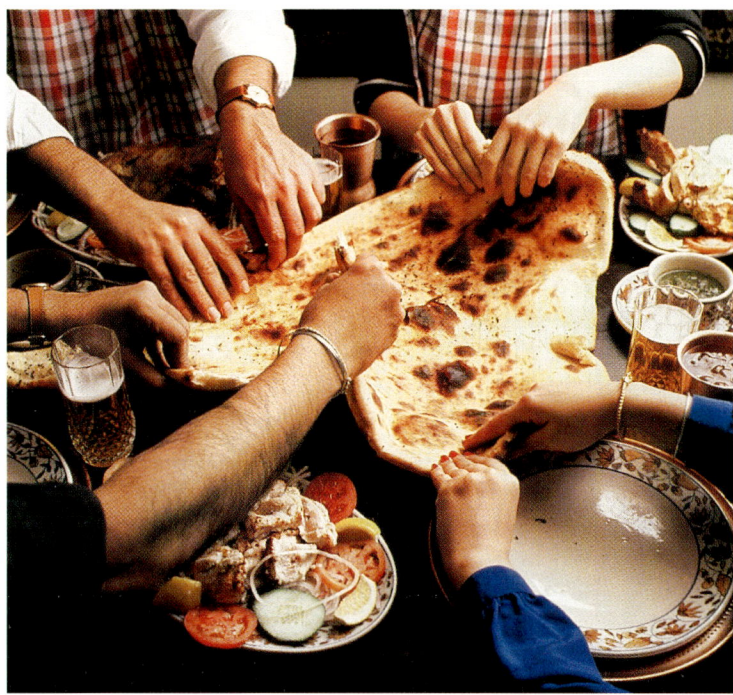

Daß zu gesunder Ernährung mehr gehört als natur-belassene Lebens-mittel, kann man an der Kultur der Mittelmeerländer studieren. Dort sind die gemeinsa-men Mahlzeiten wichtige Gelegen-heiten zum fami-liären Gespräch und zum Aufbau sozialer Kontakte.

Mediterranes Essen

Wer kennt nicht die Bilder von üppig gedeckten Tischen bei Fest-gesellschaften in Italien, Frankreich oder Griechenland, die typisch sind für den mediterranen Lebensstil? Die Ernährung der Mittel-meeranwohner wird in der Fachliteratur als besonders gesund aner-kannt. Gründe hierfür fallen den nährstoffixierten Wissenschaftlern viele ein: die einfach ungesättigten Fettsäuren im Olivenöl, die mehr-fach ungesättigten Fettsäuren der Meerestiere, die Schutz- und Bal-laststoffe des reichlich verzehrten Gemüses usw.

Das »Wie und mit Wem« ist bei einer Eßkultur, wie wir sie vor allem in südlichen Ländern erleben, vermutlich genauso bedeutsam wie das, was auf den Tisch kommt.

- Wichtig ist das Zusammenspiel der sozialen Bindungen.
- Wichtig ist der Genuß qualitativ hochwertiger Speisen.
- Wichtig ist eine entspannte Atmosphäre des Wohlbehagens.

Wie Gott in Frankreich ...

Der mediterrane Lebensstil ist gesund, nicht weil die Ernährung diese oder jene Stoffe enthält, sondern weil er alles vereint, was zu einem gesunden Leben gehört. Es ist in diesem Zusammenhang unerheblich, ob das Essen einige Gramm Fett oder tierisches Eiweiß mehr enthält, als dies von irgendeinem Wissenschaftler empfohlen wird. Der bewußte und liebevolle Umgang mit den Lebensmitteln sowie Atmosphäre und Gespräche beim gemeinsamen Essen und Trinken führen Genuß und Gesundheit zusammen.

Verlorene Werte

Mal ganz ehrlich: Wann haben Sie das letzte Mal im Familien- oder Freundeskreis so richtig gemütlich und entspannt getafelt?

Leider ist bei uns viel von dem verlorengegangen, was das Zusammenspiel von Ernährung, Genuß und Gesundheit ausmacht. Die Speisen werden kaum noch gemeinsam zubereitet, Mahlzeiten im Familienkreis fallen zugunsten der Außer-Haus-Verpflegung weg. All das verringert die emotionale Bindung an bestimmte Lebensmittel, Eßrituale und Eßtraditionen in der Familie.

Soziale Gefahren

Hier lauert eine nicht zu unterschätzende Gefahr für den sozialen Umgang innerhalb der Familie. Fallen gemeinsame Mahlzeiten völlig aus, kann das bei einzelnen zu sozialer Orientierungslosigkeit führen, die psychische Störungen hervorrufen kann.

Spinnen wir diesen Faden weiter, und berücksichtigen wir, wie wichtig das soziale Leben auch für die Gesunderhaltung des einzelnen ist. Dabei wird eine Verbindung zwischen Ernährung und Gesundheit deutlich, die bei einer rein stofflichen, naturwissenschaftlichen Betrachtung unter den Tisch fällt.

Zu einer gesunden Ernährung gehört nämlich mehr als der Blick auf eine optimale Nährstoffaufnahme. Der Kontext, die Atmosphäre, in der Menschen essen und trinken, sei es in der Familie, bei Freunden, im Urlaub oder im Restaurant, ist mindestens so bedeutsam wie Art und Menge der aufgenommenen Nährstoffe.

Genuß und rechtes Maß

Ein gesunder Lebensstil wird auf Dauer nur beibehalten, wenn er auch Spaß und Freude bereitet. Das klassische Präventionsmodell setzt sich jedoch aus einer Vielzahl von Verboten und Einschränkungen zusammen, die, mögen sie zum Teil auch ihre Berechtigung haben, die Lust am Leben oft mit wegkurieren. Ein Weniger an Verboten und ein Mehr an Alternativangeboten, mit denen man krank machende Verhaltensweisen ersetzen und gleichzeitig den Lustgewinn erhalten kann, kämen der menschlichen Natur weit mehr entgegen.

**Genuß ist eine wesentliche Voraussetzung für ein gesundes Leben.
Man darf dabei nur das Maß nicht aus den Augen verlieren.**

Gesund ist, was Spaß macht

In seinem Buch mit diesem Titel beschreibt der Gesundheitspsychologe H. Ernst die zentrale Botschaft aus zehn Jahren Gesundheitsforschung: »It needs pleasure to keep it up«, d. h., es muß Spaß machen, damit es beibehalten wird. Wir verändern unser Verhalten dauerhaft nur, wenn uns eine Alternative geboten wird, die mit Genuß, Spaß und Lebensfreude verbunden ist.

Lust und Genuß dürfen hier nur nicht mit der Einnahme von Genußmitteln verwechselt werden. Sinnliches Genußempfinden wird heute leider häufig mit Genußmitteln und immer neuen »Thrills« überdröhnt. Aber Genüsse umgeben uns im Alltag unzählig viele: eine schöne Landschaft, ein Sonnenuntergang, ein warmes Bad, ein gutes Buch, ein anregendes Gespräch, ein gutes Essen.

Die goldene Regel: Maßhalten

Unter den genußvollen Tätigkeiten haben Essen und Trinken bei den Menschen einen hohen Stellenwert. Ähnlich wie beim Alkoholkonsum ist ein großer Teil der Bevölkerung jedoch nicht in der Lage, einen vernünftigen, maßvollen Umgang mit den vielfältigen Genüssen, die die Ernährung im heutigen Schlaraffenland bietet, zu pflegen. Immer mehr Menschen sind hin und her gerissen zwischen unmäßiger Völlerei und Diäthalten – ein fatales Wechselspiel, das zunehmend Eßstörungen und Fehlernährung verursacht.

Ganzheitlich denken ...

Für unsere Gesundheit gibt es drei Bereiche, die gleichermaßen wichtig sind:

- Der physische Bereich
- Der psychische Bereich
- Der soziale Bereich

Wollen wir besser auf unsere Ernährung achten, die uns gesund erhalten soll, so müssen wir dabei an alle Bereiche, also ganzheitlich denken. Die Ernährung wird so nicht isoliert von anderen Lebensbereichen betrachtet.

... wie schon Hippokrates

Bei Hippokrates ist die Ernährung nur einer von sechs Lebensbereichen, die für einen gesunden Lebensstil verantwortlich sind.

Bereits in der Antike wurde ein Gesundheitskonzept entwickelt und angewandt, das eine seither nicht mehr erreichte, ganzheitlich ausgerichtete Qualität besitzt.

Zu der »Diaita« (= gesunde Lebensführung) des Hippokrates gehörten neben der Ernährung körperliche Übungen, Abhärtung und geistige Schulungen zu seelischer Gelassenheit.

Präventive Maßnahmen richteten sich auf sechs Lebensbereiche, die aktueller sind denn je.

- Umweltschutz (Umgang mit den natürlichen Lebensbedingungen wie Luft, Licht, Wasser, Wärme, Boden, Klima, Landschaft, Wohnen, Erholung)
- Ernährung (Lebensmittel, Ernährungswandel, Fehlernährung, Mißbrauch von Essen und Trinken, Drogen, Medikamentenkonsum, Lebensmittelhygiene)
- Arbeitswelt (Streß und Ermüdung, Leistungsdruck, Gleichgewicht zwischen Arbeit und Erholung, Freizeitprobleme, Arbeitszeitbegrenzung)
- Schlafen (Schlafqualität, Lärmstörung, Rhythmen von Wachen und Schlafen, mikrosoziales Milieu)
- Innersekretorischer Stoffhaushalt (Bedeutung der Körperausscheidungen, Sexualleben)
- Affekthaushalt (Leidenschaften und Affekte, positive und negative Emotionen, Psychohygiene)

Ein ganzheitliches Lebensführungskonzept

Ein gesunder Lebensstil muß ganzheitlich orientiert sein, darf sich aber nicht in der Auflistung von Einzelmaßnahmen erschöpfen. Die wesentlichen Elemente eines solchen Konzepts sind zusammengefaßt:

- Grundhaltungen und Lebenseinstellungen, die mit den Begriffen »Hardiness«, »Kohärenz« und »Optimismus« zu charakterisieren sind
- Ein selbstbestimmter, den individuellen Bedürfnissen angepaßter »Lebensplan«
- Soziales Engagement, verbunden mit einem Netzwerk verschiedener Beziehungen, in denen eine offene Kommunikation und die selbstlose Hilfe (Altruismus) eine wichtige Rolle spielen
- Die Beachtung physischer Notwendigkeiten durch optimale Zufuhr essentieller Nährstoffe und Vermeidung hygienischer Risiken
- Genußfähigkeit in den verschiedenen Lebensbereichen
- Umweltverträgliches Verhalten

Das Beste bestimmen Sie selbst

Das Konzept der ganzheitlichen Lebensform ist schwieriger zu vermitteln als eine Auflistung generell gültiger Gesundheitsregeln, geordnet nach bestimmten Bereichen. Die Erkenntnisse der modernen Gesundheitsforschung und die gesellschaftliche Entwicklung zeigen jedoch eindeutig, daß es unmöglich eine allgemeingültige Gesundheitsstrategie der Vorbeugung geben kann.

Welche Ernährungsweise im Einzelfall die richtige ist, wieviel Fitneßtraining der einzelne Körper verträgt, welche Genußmittel in welchem Maße schädlich sind, müssen Sie für sich persönlich erkennen und entscheiden.

Mit den Fragebögen im Praxisteil dieses Buches hatten Sie bereits die Möglichkeit, sich selbst einzuschätzen und Ihren Konstitutionstyp herauszufinden. Die für Sie passende Ernährung können Sie im Teil »Ratgeber für jeden Typ« ab Seite 142 festlegen.

Glaubt man neueren Forschungsergebnissen, so gibt es kein Patentrezept für einen gesunden Lebensstil. Überprüfen Sie deshalb selbst, welche Ernährungsweise zu Ihnen persönlich paßt.

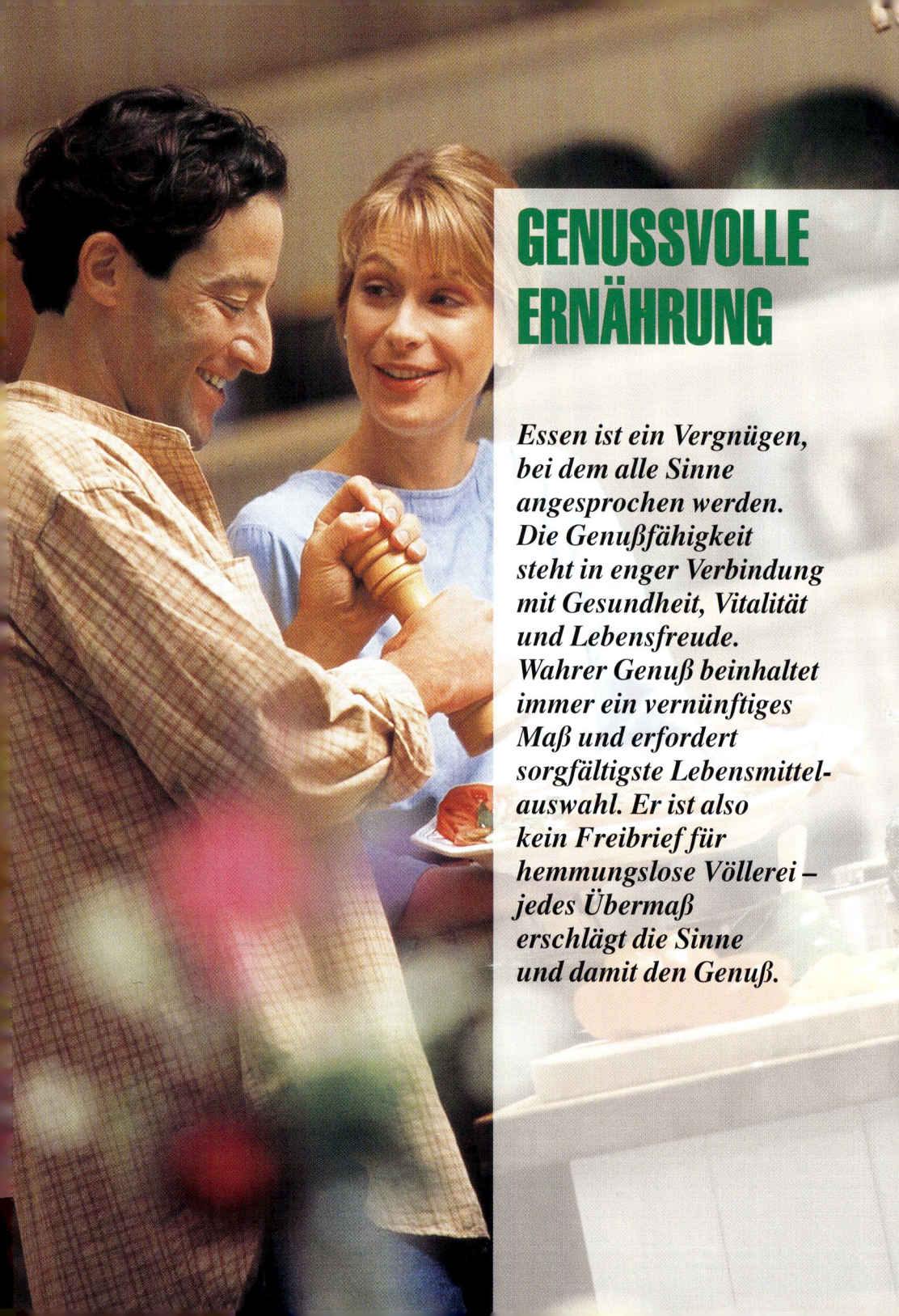

GENUSSVOLLE ERNÄHRUNG

Essen ist ein Vergnügen, bei dem alle Sinne angesprochen werden. Die Genußfähigkeit steht in enger Verbindung mit Gesundheit, Vitalität und Lebensfreude. Wahrer Genuß beinhaltet immer ein vernünftiges Maß und erfordert sorgfältigste Lebensmittelauswahl. Er ist also kein Freibrief für hemmungslose Völlerei – jedes Übermaß erschlägt die Sinne und damit den Genuß.

Gut und gesund – kein Widerspruch

Die Sinnlichkeit des Essens

Wer die Wahl hat ...

Essen ist in den Industrienationen heute keine Frage des Überlebens mehr, sondern eine Quelle für Genuß und Lebensfreude. Die meisten Deutschen stufen sich als Genießer ein, wenn es ums Essen geht. »Zu Hause toll essen« besitzt von 20 verschiedenen Erlebnissen den viertgrößten Stellenwert in der subjektiven Genußskala der Bevölkerung, so der Ernährungsbericht 1992.

Doch gerade weil wir ständig umgeben sind von tausend Verlockungen und Angeboten, gerade weil wir ein riesiges Spektrum von Lebensmitteln jederzeit zur Verfügung haben und geradezu in einem Schlaraffenland leben, ist uns diese Genußquelle häufig sehr getrübt.

Falsche Ernährung ist heute ein großes Problem: In Deutschland ist derzeit jedes fünfte Kind übergewichtig! Die Spätfolgen sind noch gar nicht absehbar.

... hat die Qual

Statt zu genießen und aus diesem Genuß Lebensfreude und Gesundheit zu ziehen, pendeln immer mehr Menschen zwischen Unmäßigkeit und Selbstkasteiung hin und her. Eßstörungen mit Freß- und Magersucht breiten sich immer mehr aus, und Übergewicht ist zum Dauerproblem geworden. Wirkliche Genußfähigkeit ist nur noch bei wenigen Menschen vorhanden, Lebensmittel werden oft achtlos verzehrt. Es scheint, als ob viele die Orientierung im Dschungel des Überangebotes verloren haben und Genuß mit Genußmitteln oder mit Luxusartikeln verwechseln. Riesige Supermärkte, manipulierte Lebensmittel, Fast food, Mikrowellenherde – all das beeinflußt unsere natürlichen Instinkte und überrumpelt häufig den gesunden Menschenverstand.

Die Desorientierung erfolgt auch durch widersprüchliche Aussagen, was man unter gesunder Ernährung zu verstehen hat. »Fleisch ist ein Stück Lebenskraft« soll uns glauben machen, wir brauchten viel davon. Dabei ist längst bewiesen, daß Fleisch mehr Genuß und Gesundheit bringt, wenn man weniger davon ißt, dafür aber auf artgerechte Tierhaltung und beste Qualität achtet.

Weniger Tabellen und Vorschriften

Lernen Sie wieder genießen – mit all Ihren Sinnen. Denn was genossen wird, wird besser verdaut und bekommt damit besser.

Wir wissen, daß Kalorien- und Nährstoffzählen genausowenig wie achtloses In-sich-Hineinessen zu einem gesunden und genußvollen Leben auf Dauer führt. Damit Essen und Trinken nicht zum Problemfeld in unserem Leben werden, brauchen wir Orientierung in dieser verwirrenden Vielfalt von Ernährung und Genußempfehlungen.

Alle Sinne ansprechen

Viele müssen den Umgang mit Genüssen erst (wieder) lernen. Essen ist schließlich ein Vergnügen, bei dem alle Sinne angesprochen werden: Sehen, Hören, Tasten, Schmecken und Riechen. Geruch und Geschmack stehen in unmittelbarer Beziehung zueinander.

- Erst das Riechen einer Speise entscheidet über das Erleben des gesamten Geschmacks. Wir haben Geruchsempfindungen wie würzig, harzig, blumig, fruchtig, faulig.
- Geschmacksempfindungen werden mit der Zunge wahrgenommen: Süß, sauer, salzig, bitter sind die vier Grundgeschmacksrichtungen.

Ein ausgeprägter Geschmackssinn steht in enger Verbindung mit Gesundheit, Vitalität und Lebensfreude. Er prüft, wählt aus, regt an, setzt Impulse, macht neugierig und bildet die Grundlage für Phantasie und Kreativität, die weit über das eigentliche Essen und Genießen von Speisen hinausgehen kann.

Vielfalt der Genüsse

Selbst das Gehirn »ißt mit«, es würzt das Essen mit Erinnerungen. Genießen ist keine Sache des Verstandes, sondern ein Zusammenwirken der Sinne und der Vernunft.

Genießen bedeutet auch, die Sinne sensibel zu halten. Ein Übermaß erschlägt die Sinne und somit den Genuß. Regelmäßige, wohldosierte Reize erfreuen unsere Sinnesorgane, und damit ist Genuß auch erlernbar. Wenige Menschen entfalten beim ersten, wirklich guten Wein, beim ersten Trüffelessen oder beim ersten Kennenlernen einer fremden Küche all ihre Wahrnehmungsmöglichkeiten.

Die Faszination einfacher Genüsse

Erinnern Sie sich noch an die Kirschen aus Nachbars Garten und an die im Feuer gebratenen Kartoffeln aus Ihrer Kindheit? Verzaubern Sie sich Ihren Alltag mit kleinen Genußhäppchen, die einfach sind und doch alle Sinne ansprechen! Probieren Sie doch wieder mal:

- Frisches Vollkornbrot mit Butter
- Tomatensalat mit kaltgepreßtem Olivenöl
- Müsli mit frischem Obst und Nüssen
- Pellkartoffeln mit Kräuterquark
- Bratäpfel mit Weinbeeren
- Spaghetti mit Salbei und Knoblauch
- Rührei mit frischem Schnittlauch
- Polenta mit Käsekruste
- Ein Glas naturtrüben Apfelsaft

Gerade die einfachen Gerichte können unseren Geschmackssinn wieder neu sensibilisieren; ganz besonders dann, wenn wir mit diesen Gerichten eine bestimmte Erinnerung verbinden.

Saisonküche

Eine weitere Chance für Genußvielfalt ist die Berücksichtigung der Saisonküche.

Zum Frühling gehören frische Kräuter und Salate. Der Sommer bringt Obst und Gemüse in Hülle und Fülle und bietet die Chance zu einer besonders leichten Küche. Zum Herbst gehören Kartoffeln und Getreidespeisen, Pilze und Eßkastanien. Die Winterküche bietet Eintöpfe, Sauerkraut, Trockenfrüchte und Nüsse.

Alle Motive berücksichtigen

Denken wir in diesem Zusammenhang an die verschiedenen Motive für die Lebensmittelauswahl, so kommen alle zu ihrem Recht. Wenn der Genuß im Vordergrund steht, bieten Produktvielfalt und Produktqualität praktisch jede Auswahlmöglichkeit. Wenn der Preis ausschlaggebend ist, steht ein großes Saisonangebot zur Verfügung. Spielt die Ökologie bei der Lebensmittelauswahl eine Rolle, so kommen die ortsansässigen Bauern wieder zum Zug. Für die Gesundheit gibt es eine große Palette an frischen vitamin- und mineralstoffreichen Produkten.

Genuß beginnt beim Einkauf

Auch bei den Nahrungsmitteln erhält man Qualität nicht umsonst. Überprüfen Sie beim nächsten Einkauf, ob es sich eventuell nicht lohnt, etwas mehr in die eigene Ernährung zu investieren.

Genuß fängt schon beim Einkaufen an. Es regt die Sinne an, an der Käsetheke einen Käse zu probieren, aromatische Gewürze und Kräuter zu riechen, Säfte oder Wein zu verkosten, Lebensmittel bewußt auszuwählen.

Der Einkauf entscheidet mehr über die Qualität und den Genußwert eines Essens als die Zubereitung selbst. Deshalb sind die wirklichen Spitzenköche auf dem Markt genauso zu Hause wie in ihrer Küche. Sie lassen es sich nicht nehmen, mit allen Sinnen zu prüfen, auszuwählen und sich für das Beste zu entscheiden.

Qualitätskriterien

Die Qualität eines Lebensmittels wird bestimmt durch die Sortenauswahl, durch die Qualität des Bodens, durch den Anbau, das Klima und durch Tierhaltung und -fütterung. Bei verarbeiteten Lebensmitteln wirken sich die Verarbeitungsschritte, die Rezepturen und schließlich die Art der Verpackung aus.

Qualität schmeckt man

In vielen Geschmackstests schneiden Produkte aus biologischem Anbau und schonend verarbeitete Lebensmittel besser ab als der »genormte« Ausstoß der Agrarindustrie, weil besonderer Wert auf die Qualität des Produktes gelegt wurde. Zum Glück sind die ernährungsphysiologische Qualität und die Genußqualität ein unzertrennliches Paar. Ein hoher natürlicher Gehalt an Vitaminen, Aroma-, Bitter-, Farb- und sekundären Pflanzenstoffen erhöht ebenso die ernährungsphysiologische Qualität wie den Genußwert.

Preiswert

Es erstaunt, daß bei praktisch allen Produkten, z.B. Kleidung, Einrichtungen, Autos und anderen Gegenständen, unterschiedliche

Qualitäten unterschiedliche Preise haben dürfen. Bei Lebensmitteln werden – zumindest in Deutschland – ständig »Äpfel mit Birnen« verglichen, und im täglichen Einkauf wird dann – vollkommen unrealistisch – hohe Qualität zu Niedrigpreisen erwartet.

Nur noch quadratisch und praktisch?

Es werden immer mehr qualitativ dürftige und geschmacklich einseitige (zu süß, zu salzig, zu fettig) »Kunstprodukte« mit immer größerem Werbeaufwand in den Markt gedrückt. Häufig sind sie weniger für unsere Gaumen und Mägen konzipiert als hauptsächlich mikrowellengeeignet, endlos lagerfähig und vermeintlich praktisch.

Das Kind ist einer der Hauptadressaten der heutigen Werbung, schließlich ist es jetziger und zukünftiger Konsument und in seinen Gewohnheiten noch leicht zu prägen.

Gefährliche Reize für Kinder

Äußerst bedenklich ist der permanente Großangriff auf die Geschmacksprägung unserer Kinder. Ernährungsphysiologisch wertlose Lebensmittel werden zuhauf vermarktet und zur Beruhigung der Eltern mit haltlosen Gesundheitsargumenten beladen. Paradoxerweise betont die Lebensmittelwerbung die Natürlichkeit und angeblich traditionelle Herstellung der Produkte (wie hausgemacht, wie bei Muttern) um so stärker, je künstlicher die Lebensmittel werden. Wird dieser Effekt gekoppelt mit den genetisch verankerten Vorlieben für süß, salzig und fett, ist die Überzeugungsarbeit selbst für eine durchschnittliche Werbeagentur kein Kunststück mehr.

Kaum wieder gutzumachen

Der Kontakt mit diesen Produkten zusammen mit der kindgerechten Werbung führt zu Nahrungsvorlieben, die später kaum zu durchbrechen sind. Die äußerst bedenklichen Folgen sind:
- Die allmähliche Abnahme der Fähigkeit zu einer differenzierten Geschmackswahrnehmung
- Die Zerstörung der Genußfähigkeit beim Essen und Trinken

Der erwünschte Effekt besteht in der lebenslangen Bindung des Lebensmittelkäufers an die immer künstlicher werdenden Produkte der Lebensmittelindustrie.

Die neue Genußküche

Genießen – aber richtig

Genuß ist nicht abhängig von Kaviar, Hummer und Champagner und steht auch nicht im Widerspruch zu einer ökologischen, preisbewußten oder gesundheitsorientierten Eßkultur. Die Grundprodukte müssen einfach nur gut – eben von bester Qualität – sein, die Kombination sollte allerdings etwas Besonderes sein.

Individuelle Küche

Wenn Sie beim Kochen Ihrer Kreativität freien Lauf lassen, so sind neue Kombinationen kein Problem für Sie.

Kochen gehört heute zu einem gesunden Lebensgefühl und wird sogar als Mittel zur Streßbewältigung angesehen. Der Trend geht zur »cuisine individuelle«, zu einer individuell ausgerichteten Genußküche – einer Küche, in der ausprobiert, individuell zusammengestellt und auf Harmonie der verwendeten Zutaten geachtet wird. Das Körpergefühl entscheidet über den wahren Genuß.

Weg mit den alten Zöpfen!

- Die zeitgemäße Küche ist leicht und bekömmlich.
- Qualität ist oberstes Gebot beim Einkauf.
- Gute Köche sind milde am Herd – angesagt sind sanfte Garverfahren wie dünsten, dämpfen, pochieren und blanchieren. Sie wecken das Aroma, ohne wertvolle Bestandteile der Nahrung zu zerstören.
- Starre Regeln gibt es nicht. So muß der Salat nicht immer vor dem Hauptgang verzehrt werden, Müsli braucht es nicht nur zum Frühstück zu geben, und Körner sind nicht automatisch für jeden gleich gesund.

Erfahrungen mit Kombinationen verschiedener Lebensmittel ergeben sich beim bewußten Essen und durch das Gefühl nach dem Essen. So sind beispielsweise seit Jahrtausenden die Gewürze eine tragende Säule der Kochkunst. Auch der Umgang mit Säure, der Einsatz von Fett, die Dosierung der Süße, die richtige Bindung von Suppen und Saucen sind wichtig für Bekömmlichkeit und Genuß.

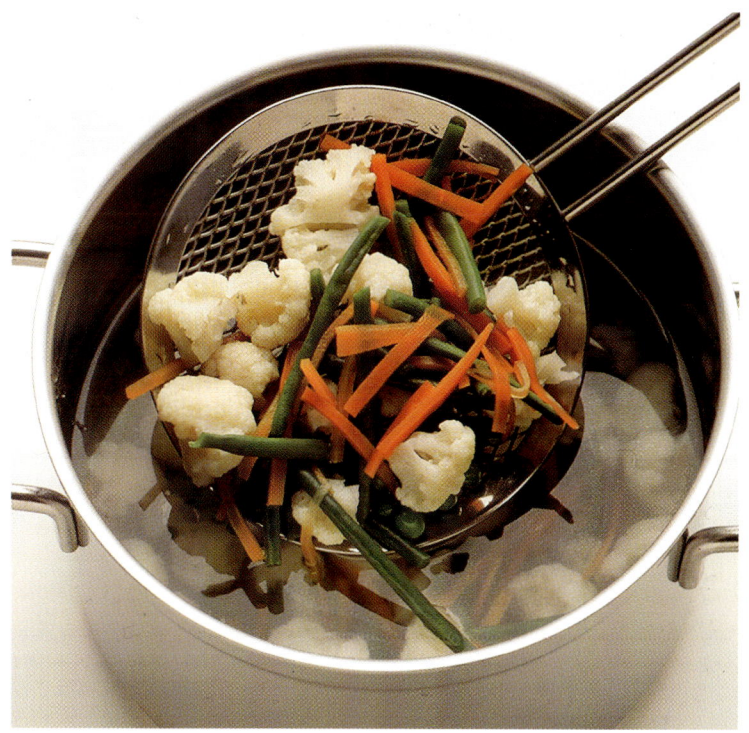

Für unsere Großeltern war Gemüse nur als Beilage zum Fleisch interessant und dann auch noch weich gekocht. Heute blanchiert man es möglichst kurz in kochendem Wasser und bewahrt so Geschmack und Inhaltsstoffe.

Freude am Experimentieren

Essen als kulturellen Akt, der allen Sinnen neue Dimensionen eröffnet, findet man traditionell eher in Küchen der Mittelmeerländer, aber auch in der asiatischen, vor allem in der japanischen Küche. Bewußter Einkauf, sorgfältige Lebensmittelauswahl und liebevolle, meisterhafte Zubereitung werden in diesen Ländern als höchste Leistung anerkannt. Bei uns wird dies oft als lästige, schlecht oder gar nicht bezahlte Arbeit abgetan.

Obwohl gerade in südeuropäischen Ländern viel gegessen und getrunken wird, leben die Menschen dort gesünder. Wir haben heute die Chance, diesen multikulturellen Einfluß zu nutzen. Wir können dabei lernen, können uns inspirieren lassen und können neue Erfahrungen sammeln. Dabei entwickeln wir unseren persönlichen Stil des Essens und können unsere individuelle Kochkunst täglich weiterentwickeln.

Bei der Vorbereitung und Zubereitung eines genuß-vollen Essens können wir von unseren süd-europäischen Nachbarn noch viel lernen.

107

Lebensmittelqualität

Beste Ware statt hemmungslose Völlerei

Ein Plädoyer für eine individuell selbstbestimmte und genußvolle Ernährungsweise ist nicht als Freibrief für eine hemmungslose Völlerei und bedenkenlosen Lebensmittelkonsum aufzufassen. Wahrer Genuß beinhaltet immer ein vernünftiges Maß sowie eine hohe Qualität der Produkte. Das Fundament einer solchen Ernährungsweise kann nur durch eine hohe Lebensmittelqualität gebildet werden.

Es ist kaum möglich, die Qualität eines Produktes als eine objektive Größe darzustellen, weil stets eine subjektive Bewertung dazukommt.

Bislang hat sich eine einheitliche, von weiten Kreisen der Wissenschaft getragene Definition des Qualitätsbegriffes für Lebensmittel nicht durchsetzen können. Betrachtet man die Entwicklung des Qualitätsbegriffes und die unterschiedlichen Auffassungen über Lebensmittelqualität, so wird deutlich, wie viele Facetten dieser Begriff hat.

Objektive und subjektive Qualität

Die Bedeutung des Wortes »Qualität« läßt sich von dem lateinischen Wort »qualitas« (Beschaffenheit, Verhältnis, Eigenschaft) ableiten, das im 16. Jahrhundert in die deutsche Sprache integriert wurde. Mit einer wertfreien Festlegung der Eigenschaften eines Produktes wird jedoch nur die »objektive«, technisch spezifizierbare Komponente erfaßt, nicht hingegen die subjektive, individuelle Wertschätzung.

Nährstoffe oder Energie?

Die Qualität eines Lebensmittels wurde bis zum Anfang dieses Jahrhunderts wissenschaftlich im wesentlichen am Energiegehalt gemessen. Dies ist verständlich angesichts der bis dato mangelnden Versorgung der Bevölkerung mit Nahrungsenergie. Energiereiche und ballaststoffarme Lebensmittel galten als wertvoll. Spätestens mit der Einführung des Begriffes der essentiellen Nährstoffdichte, d.h. des Gehalts an Vitaminen und Mineralstoffen bezogen auf den Energiegehalt, kehrte sich die Qualitätsbewertung um. Je mehr essentielle Nährstoffe und je weniger Energie ein Lebensmittel liefert, um so höher wird heute seine ernährungsphysiologische Qualität bewertet.

An dieser Umkehr der Wertschätzung wird deutlich, wie sehr die Lebensmittelqualität von der Beurteilung des Menschen und dem jeweiligen Stand der wissenschaftlichen Erkenntnisse abhängt. Neben eindeutig objektivierbaren Kriterien spielen immer auch gesellschaftliche und kulturelle Rahmenbedingungen sowie subjektive Faktoren eine Rolle.

Unterschiedliche Anforderungen an die Qualität

Zu beachten sind auch die unterschiedlichen Qualitätsanforderungen, die die Partner am Markt für Lebensmittel an die Produkte stellen. Widersprüche in der Qualitätsdiskussion ergeben sich zwangsläufig aufgrund der unterschiedlichen Interessen von Erzeugern, Verarbeitern, Händlern und Verbrauchern.

- Für den Bauern ist die Ertragshöhe ein wichtiges Kriterium, für die Lebensmittelindustrie und das Lebensmittelhandwerk die Eignung für die Verarbeitung, für den Handel die Transport- und Lagerfähigkeit, für den Verbraucher das Aussehen, der Geschmack und der Nährstoffgehalt.

- Allerdings existieren auch innerhalb einer vermeintlich homogenen Gruppe, wie z. B. den Endverbrauchern, sehr unterschiedliche Anforderungen an die Qualität. Wie wir bei den Motiven für die Lebensmittelauswahl gesehen haben, werden verschiedene Prioritäten abhängig von der individuellen Wertschätzung gesetzt. So wird der Gourmet in erster Linie sensorische Merkmale bewerten, der »Biokäufer« ökologische Kriterien, der »Diätbewußte« den Gesundheitswert in den Vordergrund stellen. Dazu kommt, daß sich Eigenschaften wie Frische und Haltbarkeit etwa in der Regel kaum vereinbaren lassen.

Oft genug stimmen die Interessen des Gourmets mit denen des Biokäufers überein, da Naturprodukte meist auch eine hohe Geschmacksqualität aufweisen.

Quadratur des Kreises

Die Optimierung aller von den verschiedenen Interessengruppen gewünschten Eigenschaften gleicht der vielzitierten Problematik der Quadratur des Kreises. Insofern verbleibt neben den objektiven Qualitätskriterien immer auch eine subjektive Komponente, die von den Prioritäten des jeweils beurteilenden Individuums abhängt. Betrachten wir nun die objektiven Qualitätskriterien, die aus Sicht aller Endverbraucher den Wert eines Lebensmittels bestimmen (sollten).

Handelsklassen – außen hui, innen pfui?

Die einzig gesetzlich gültigen Qualitätsmaßstäbe finden sich im Handelsklassengesetz:

»Qualität ist mit der Güte einer Ware gleichzusetzen, die gebildet wird aus der Summe der Eigenschaften, die für die Wertschätzung der Ware von Bedeutung sind.«

Dabei werden die einzelnen Handelsklassenbezeichnungen als Qualitätsbezeichnungen verstanden. Für Obst, Gemüse und Kartoffeln existieren gesetzliche Handelsklassen, in denen Qualitätsnormen als Güteklassen festgelegt sind. Diese beziehen sich jedoch in erster Linie auf äußere Merkmale wie Größe, Form und Fehlerfreiheit eines Produktes.

Sie sagen nichts über den Gesundheitswert und oft nur wenig über den Geschmack aus. Wer war nicht schon enttäuscht über den faden Geschmack großer roter, praller und gemäß Klassifikation allerbester Tomaten?

Handelsklassen reichen nicht aus

Nicht alle Faktoren zur Qualitätsbeurteilung sind für den Endverbraucher leicht zu erkennen oder zu ermitteln.

Die Qualitätsnormen der Handelsklassen reichen bei weitem nicht aus, die Qualität eines Lebensmittels zu bestimmen. Anemueller nennt folgende Teilaspekte der Lebensmittelqualität:

- Sensorische Qualität (Größe, Farbe, Aussehen, Geruch, Geschmack, Kaueigenschaften)
- Haltbarkeitsqualität (Schutz vor Verderb bei Transport und Lagerung)
- Vermarktungsqualität (Vermarktungseigenschaften und Preis)
- Gebrauchsqualität (zeitsparende Zubereitung)
- Hygienische Qualität
- Ernährungsphysiologische Qualität (Gehalt an essentiellen Wertstoffen)
- Gesundheitswert (Auswirkungen auf Körperfunktionen und Gesundheit)

Bei der Vollwerternährung nach Leitzmann wird der Qualitätsbegriff um die ökologische und soziale Verträglichkeit erweitert. Bei der Beurteilung werden auch ökologische, ökonomische und soziale

Aspekte der Lebensmittelerzeugung berücksichtigt, wie z.B. die Schadstoffbelastung, die Bodenzerstörung, der Energieaufwand, die Lebensmittelüberproduktion oder die Arbeitsbedingungen der Erzeuger.

Weg vom Dogma!

Für eine genußvolle und gesunde Ernährung sind hohe Maßstäbe an die sensorische, die hygienische und die ernährungsphysiologische Qualität zu legen. Mit dem Grundsatz »Laßt die Nahrung so natürlich wie möglich« beschrieb Kollath den Gradmesser der Naturbelassenheit, mit dem auf einfache Weise eine höchstmögliche Lebensmittelqualität gewährleistet werden sollte.

Professor Kollath war der »Erfinder« der Wertstufeneinteilung von Lebensmitteln. Zugrunde liegt der einfache und brillante Gedanke, eine praxisnahe »Einkaufsliste« zu entwickeln, die zu einer breiten Versorgung mit gesundheitlich hochwertigen Lebensmitteln führt, ohne daß sich der Verbraucher mit ernährungswissenschaftlichem Fachwissen belasten muß. »Niemand kauft auf dem Markt oder im Handel Vitamine oder Eiweiß, sondern Brot, Fleisch, Milch, Gemüse, Obst oder Butter. Es ist leichter, zur Ausrichtung des Gesundheitswertes der Nahrung konkret Lebensmittel und weniger ernährungsphysiologische Zielgehalte zu benennen.«

Kollath unterschied sechs Wertstufen, wobei der Wert der Nahrungsmittel mit zunehmendem Verarbeitungsgrad abnahm. Anemueller und Leitzmann wandelten die sechsstufige Einteilung in eine vierstufige um. Ein Beispiel für eine solche Wertstufeneinteilung haben Sie auf Seite 16 kennengelernt.

Um gezielt einkaufen zu können, müssen wissenschaftliche Erkenntnisse – über den Nährwert, über Vitamin- und Mineralstoffgehalt – in einfache Beurteilungskriterien übersetzt werden, die man beim Marktgang oder im Laden immer parat hat.

Genießen – ohne schlechtes Gewissen

Auf den Seiten 134 bis 139 finden Sie Wertstufeneinteilungen zu den heute gängigen Lebensmitteln und Verarbeitungsformen. Hierbei wurde bewußt auf Klassifikationen wie »nicht empfehlenswert« verzichtet – niemand soll ein schlechtes Gewissen haben, wenn er mal eine Tüte Chips verzehrt oder eine Flasche Bier trinkt. Sie können sich statt dessen um so mehr Punkte gutschreiben, je wertvoller die von Ihnen verzehrten Nahrungsmittel sind. Daneben gibt es Zusatzpunkte für ökologische Herkunft und artgerechte Tierhaltung.

Ideologiefreie Interpretation

Anemueller empfiehlt aufgrund der engen Beziehung zwischen Naturbelassenheit und ernährungsphysiologischem Wert eines Lebensmittels weiterhin das Kollathsche Prinzip, die Nahrung so natürlich wie möglich zu belassen, gleichzeitig jedoch schreibt er:

> »Einer Anerkennung der Tatsache, daß nicht alle Lebensmittel in völlig naturbelassenem Zustand zu verzehren sind und auf Verarbeitungsprozesse bei der Herstellung von Lebensmitteln nicht zu verzichten ist, steht das Prinzip der Naturbelassenheit nicht entgegen. Das ausschließlich Natürliche kann unter heutigen Gegebenheiten nicht absoluter Grundsatz der Ernährung sein.«
>
> Aussagen bestimmter Autoren, die jeglichen Verzehr industriell be- und verarbeiteter Produkte aus der Ernährung auszuschließen suchen, können keine Anerkennung finden, da sie nicht realistisch sind. Sie stehen auch nicht mit der Ernährungslehre Kollaths in Übereinstimmung.

Bei einer zeitgemäßen Ernährung ist es kaum sinnvoll, vollständig auf industriell verarbeitete Lebensmittel zu verzichten.

Auch Kollaths Publikation »Die Ordnung unserer Nahrung« weist ausdrücklich darauf hin, daß verschiedene Kostmischungen vollwertige Ernährung ergeben und daß sowohl erhitzte als auch gekochte Nahrung sowie pflanzliche als auch tierische Bestandteile vollwertiger Ernährung sein können.

Der in diesem Sinne ausgelegte Grundsatz Kollaths – »Laßt die Nahrung so natürlich wie möglich« – wird allerdings nicht immer so ideologiefrei interpretiert.

Dogmatische Auffassungen

Mehr zum Schaden als zum Nutzen der Konsumenten wird der Naturbelassenheitsbegriff von verschiedenen Autoren äußerst eng und dogmatisch aufgefaßt – was zu extremen Empfehlungen führt, die nicht unwidersprochen hingenommen werden können.

Ein Auszug aus »Willst Du gesund sein – Vergiß den Kochtopf!« von H. Wandmaker unterstreicht die zum Teil haarsträubenden Auswirkungen eines fundamentalistischen Naturmythos:

»Kochkost ist die primäre Ursache der Erkrankungen! Das Übertreten der Schwelle zur Küchenkunst ist der Beginn der heutigen Krankheiten und Leiden der Menschheit, mehr als jede andere Praxis! Mit Beginn dieser Feuerbehandlung wurden unsere ›modernen‹ Männer, Frauen und Kinder zu nervenschwachen, kranken, bedauernswerten und ungesunden Kreaturen degradiert! Dadurch steigen die Krankenkosten ins Unermeßliche! Fast ganz an der Benutzung des Kochtopfs liegt es also, daß wir nur die halbe Lebenserwartung erreichen!«

Ein solcher Rohkostfanatismus, der den zweiten Teil des Kollathschen Grundsatzes »So natürlich wie möglich« ignoriert, ist leider kein Einzelphänomen.

Natürlich muß das richtige Kochen auch gelernt sein. Zu langes Garen z. B. zerstört beim Gemüse wertvolle Bestandteile.

Primitiver Naturalismus

Auch in dem – an der Auflage gemessen – überaus erfolgreichen Konzept »Fit for life« finden sich Empfehlungen, die auf einem naiven Naturbegriff basieren und nach Meinung von Experten eine »Anleitung zu einer lebenslangen Fehlernährung« darstellen. Lebensmittelgruppen, die wichtige Bausteine einer vollwertigen Ernährung bilden, wie z. B. Getreide, Milch und Fleisch, werden den Lesern mit unhaltbaren und populistischen Argumenten madig gemacht.

> »Haben Sie jemals ein Zebra bei einer Giraffe trinken sehen? Nein? Haben Sie jemals einen Hund bei einem Pferde trinken sehen? Nein? Gut, haben Sie dann jemals einen Menschen bei einer Kuh trinken sehen?… Natürlich ist nichts Besonderes daran, jemanden ein Glas Milch trinken zu sehen. Was würden Sie aber sagen, wenn Sie bei einer Fahrt übers Land auf einer Weide einen gut gekleideten Mann oder eine gut angezogene Frau sehen würden, die sich hinknieten, um am Euter einer Kuh zu saugen? Würden Sie durch den Mist stapfen, auf eine Kuh zugehen und die Milch direkt aus ihrem Euter trinken?«

Dieser Auszug ist typisch für den Ansatz eines primitiven Naturalismus, der den Menschen auf eine Stufe mit Tieren stellt und den Prozeß der menschlichen Zivilisation völlig ignoriert. Auf andere Lebensbereiche übertragen wird deutlich, wie unsinnig derlei Vergleiche sind. Die vermeintliche Schädlichkeit einer nur dem Menschen eigenen Verhaltensweise wird demonstriert durch einen Vergleich mit tierischem Verhalten. Um die Gefährlichkeit etwa des Autofahrens, des Tennisspielens oder des Waschens mit Waschmaschinen zu belegen, wird argumentiert: Haben Sie schon einmal einen Hund gesehen, der Auto fährt, Tennis spielt oder eine Waschmaschine bedient?

Naturbelassenheit entideologisieren

Ob eine zeitlich begrenzte Rohkosternährung sinnvoll ist, ob Vitamin- oder Mineralstoffpräparate zusätzlich eingenommen werden sollen, ist jeweils abhängig von der individuellen Lebenssituation.

Es ist an der Zeit, den Begriff der Naturbelassenheit zu entideologisieren und zu entmystifizieren. Vor allem sollte die Gleichsetzung von Naturbelassenheit mit Rohkosternährung unterlassen werden. Um Mißverständnissen vorzubeugen: Eine Intensivernährungstherapie, ausschließlich mit Rohkost, aber zeitlich begrenzt, kann bei bestimmten Krankheiten wie z.B. Erkrankungen des rheumatischen Formenkreises hervorragende Heileffekte bewirken. Als lebenslange Dauerernährung kann sie nicht empfohlen werden.

Nicht der einzige Gradmesser der Lebensmittelqualität

Fassen wir zusammen, so wird deutlich, daß der Grundpfeiler der Vollwerternährung – die Naturbelassenheit – von einigen Autoren eng und dogmatisch ausgelegt wird, was immer wieder zu extremen, teilweise sogar gesundheitsschädlichen Empfehlungen führt. Naturbelassenheit kann zudem, wie Anemueller richtig ausführt, nicht mehr als alleiniger Gradmesser der Lebensmittelqualität herangezogen werden.

Auch die Wertstufeneinteilung der Vollwerternährung bedarf in verschiedenen Bereichen einer Annäherung an realistische Verzehrgewohnheiten und an ernährungsphysiologische Qualitätskriterien. Es ist z.B. kritisch zu hinterfragen, warum Weizenkleie, Weizenkeime, Lezithin oder Vitamin- und Mineralstoffpräparate als »nicht empfehlenswert« in einer Reihe mit Raffinadezucker genannt werden, wie es in einigen Publikationen schon vorgekommen ist. Diese Produkte können durchaus als sinnvolle Nahrungsergänzungsmittel eingestuft werden.

114

Kriterien der Lebensmittelqualität

Die Lebensmittelqualität läßt sich daher nicht ausschließlich auf der Basis des Parameters Naturbelassenheit bestimmen. Anemueller erweitert deshalb – mit guten Gründen – die Kriterien für eine Definition der ernährungsphysiologischen Qualität.

Hochwertige Lebensmittel definieren sich durch

- Die Dichte naturgegebener essentieller Nahrungsinhaltsstoffe pro Energieeinheit
- Den Grad der Naturbelassenheit bzw. Veränderung dieses Zustandes durch Be- und Verarbeitung
- Ihre hygienisch-toxikologische Beschaffenheit
- Den Gehalt an Verunreinigungen, Rückständen und Lebensmittelzusatzstoffen
- Ihre Umweltverträglichkeit und Sozialverträglichkeit

Wichtig beim Einkauf

- Pflanzliche Lebensmittel sollten, wenn möglich, aus ökologischem Landbau gemäß der EWG-Bio-Verordnung stammen.
- Bei tierischen Lebensmitteln sollte die Tierhaltung der jeweils artgerechten Haltung entsprechen sowie den AGÖL (Arbeitsgemeinschaft Ökologischer Landbau)-Richtlinien für tierische Biolebensmittel.
- Massentierhaltung ist abzulehnen.
- Eine Be- oder Verarbeitung sollte möglichst schonend nach bewährten, traditionellen Herstellungsmethoden erfolgen (vgl. Tabelle Seite 117).
- Lebensmittel sollten keine gehärteten Fette enthalten.
- Lebensmittel sollten frei sein von Zutaten gentechnologischer Herkunft und nicht genmanipuliert sein.
- Lebensmittel sollten weder radioaktiv bestrahlte Zutaten enthalten, noch sollten sie selbst radioaktiv bestrahlt worden sein.
- Lebensmittel sollten keine chemisch-synthetischen Konservierungsstoffe, synthetisch-künstliche Aromastoffe oder chemisch-synthetische Farbstoffe enthalten.

Oft informiert die Produktaufschrift über wichtige Auswahlkriterien. Bei der Kennzeichnung von genmanipulierten Lebensmitteln hat der Gesetzgeber allerdings eine Regelung mit vielen Hintertürchen getroffen.

Verarbeitung von Lebensmitteln – kein Teufelswerk

Die Lebensmittelerzeugung im Industriezeitalter kommt ohne Be- und Verarbeitungsprozesse nicht aus. Auch in diesem Zusammenhang bedarf es einiger Klarstellung, was ein häufig falsch verstandenes Prinzip von Naturbelassenheit angeht.

Es ist heute leichter möglich, Lebensmittel schonend zu verarbeiten, als noch vor 100 Jahren. Die Lebensmittelchemie kann dazu wertvolle Informationen liefern.

Es ist ein Mythos zu glauben, daß sich die Menschen vergangener Zeiten in harmonischer Eintracht mit den natürlichen Bedingungen befunden haben. Gerade »die Überwindung des Klimas und der verschiedenen Jahreszeiten sowie das Bestreben, von ihnen unabhängig zu werden, waren für Jahrtausende das große Verlangen der Menschheit und ein wichtiges Ziel bei ihrer Versorgung mit Nahrungsmitteln«. Der italienische Historiker M. Montanari führt aus: »Einer der hartnäckigsten Mythen unseres heutigen Bildes der Ernährung besteht darin, daß die Nahrung an die Jahreszeiten gebunden sei, daß es eine harmonische Beziehung zwischen den Menschen als Verbrauchern und der Natur als Erzeugerin gebe, die für die ›traditionelle‹ Kultur typisch gewesen und von den modernen Versorgungs- und Verteilungssystemen grundlegend verfälscht worden sein soll.«

Lange Tradition

Die Be- und Verarbeitung von Lebensmitteln ist eine uralte kulturelle Errungenschaft der Menschen. Die Forderung nach Abschaffung von Lebensmittelverarbeitungsprozessen gleicht dem Versuch, die Verkehrsprobleme der Industrienationen mit der Wiedereinführung von Pferdefuhrwerken zu lösen. Die Ernährungsprobleme der Industriegesellschaften werden nicht durch eine pauschale Ablehnung der Lebensmittelverarbeitung gelöst.

Nicht jede Verarbeitung ist schädlich

Dagegen macht es Sinn, zwischen schonenden und weniger schonenden Verarbeitungsmethoden zu unterscheiden. Nicht alle solche Eingriffe haben die gleichen Auswirkungen. Der Verbraucher muß darüber aufgeklärt werden, welche Behandlungsverfahren keine oder nur geringfügige Abwertungen der ernährungsphysiologischen Qualität nach sich ziehen und welche zu einer deutlichen Qualitätsminderung führen. Die folgende Tabelle stellt verschiedene mehr oder weniger schonende Verfahren gegenüber.

116

I Schonende Behandlung	II Behandlung mit erheblichen Qualitätseinbußen	Negative Effekte von II
Pasteurisation von Milch	Sterilisation von Milch	Verluste an Vitaminen, Aminosäuren und Herabsetzung der biologischen Eiweißwertigkeit
Kaltpressung von Ölfrüchten und -saaten mit einer hohen Qualität der Rohprodukte	Raffination von Pflanzenölen durch Entschleimung, Bleichung, Neutralisation und Wasserdampfdestillation bei Temperaturen von 190° bis 210°C	Starke Verluste an Fettbegleitstoffen, wie z. B. typische Aroma- und Geschmackskomponenten oder sekundäre Pflanzenstoffe
Herstellung von Avorio- bzw. Parboiled-Reis (Stoffe der Randschichten werden vor dem Schälen in die Reiskörner eingepreßt)	Herstellung von Mehlen mit niedrigen Ausmahlungsgraden nach Abtrennung von Randschichten und Keimen des Getreidekorns	Erhebliche Verluste an Vitaminen, Mineralstoffen, Spurenelementen und Ballaststoffen
Tiefgefrieren von Obst und Gemüse	Herstellung von Konserven durch Sterilisation und Autoklavierung bei Temperaturen von 100 bis 125°C	Erhebliche Verringerung hitzeempfindlicher Inhaltsstoffe, wie z. B. Vitamine
Verwendung von natürlich harten Fetten, z. B. bei der Margarineherstellung	Künstliche Fettmanipulationen durch Härtung und Umesterung	Vor allem bei der Teilhärtung von Fetten entstehen negativ zu bewertende Transfettsäuren
Direktpressung von Obst oder Gemüse bei der Saftgewinnung	Saftgewinnung durch Rückverdünnung von Frucht- oder Gemüsekonzentraten	Erhebliche geschmackliche Einbußen, Zugabe verschiedener Stoffe, wie z. B. Enzyme oder Gelatine

Der nebenstehenden Tabelle können Sie entnehmen, welche Verfahrensweisen bei der Lebensmittelverarbeitung das Produkt schonen und welche es ungünstig verändern.

Intelligent industriell hergestellte Produkte

Bei der Bewertung von Verarbeitungsverfahren muß zudem der technische Fortschritt mit einbezogen werden. Vor allem bei der Hitzebehandlung sind mittlerweile äußerst schonende Verfahren entwickelt worden, die den traditionellen Methoden der Privathaushalte, wie z.B. dem Abkochen von Milch oder dem Einkochen von Früchten, hinsichtlich der Verluste an Nährstoffen weit überlegen sind.

Nicht nur Teufelszeug: In mancher Hinsicht sind die modernen Verarbeitungsverfahren Omas Koch- und Einmachkünsten überlegen.

Es ist z.B. nicht nachzuvollziehen, wenn »Experten« empfehlen, Vorzugsmilch – also Rohmilch – vor dem Verzehr abzukochen. Das Aufkochen stellt eine ca. 1000fach höhere Hitzebelastung dar als die Pasteurisation von Milch. Die Alternative kann nur lauten: Vorzugsmilch ohne Behandlung trinken oder eine pasteurisierte Milch verwenden. Ähnliches gilt für die Herstellung von Konfitüren bzw. Marmeladen – auch hier sind moderne industrielle Erhitzungsverfahren den klassischen Haushaltsmethoden deutlich überlegen. Aus allergologischer Sicht kritisch zu bewerten ist allerdings der zunehmende Einsatz von Enzymen bei der Saft- und Marmeladenherstellung.

Horrorszenario Gentechnik

Nicht alle modernen Verfahren der Lebensmittelerzeugung bzw. Konservierung sind im Hinblick auf Gesundheits-, Umwelt- und Sozialverträglichkeit sinnvoll. Vor allem die Gentechnologie und die Lebensmittelbestrahlung bergen eine Vielzahl von Risiken und Unwägbarkeiten.

Was ist Gentechnik?

Gentechnik ist der gezielte Einsatz technischer Mittel auf molekularer Ebene, um die Erbinformation von Mikroorganismen, pflanzlichem, tierischem oder menschlichem Gewebe im Sinne anthropozentrischer (also nur auf den Menschen bezogener) Ziele zu nutzen.

In der Lebensmittelerzeugung kommen grundsätzlich drei Bereiche für gentechnologische Manipulationen in Betracht: der Einsatz von gentechnisch veränderten Mikroorganismen (z.B. Pilze und

Bakterien), der Einsatz von gentechnisch veränderten Pflanzen und der Einsatz von gentechnisch veränderten Tieren.

Gentechnisch veränderte Mikroorganismen

Gentechnisch veränderte Mikroorganismen (GMO) können eingesetzt werden:

- Bei der Herstellung von Zusatzstoffen und Enzymen. Oft ist eine solche gentechnische Herstellung von Enzymen billiger als die von »klassischen Enzymprodukten« aus natürlichen Quellen. Zudem wäre es möglich, neue Enzyme herzustellen, um neuartige Produkte zu erzeugen.
- Als lebende GMO, z. B. als Starterkultur bei der Joghurt- oder Käseherstellung. Mit Hilfe der Gentechnik könnten z. B. Joghurtkulturen gentechnisch so verändert werden, daß sie antimikrobielle Substanzen (Bakteriozine) produzieren, also quasi ihre eigenen Konservierungsstoffe bilden.

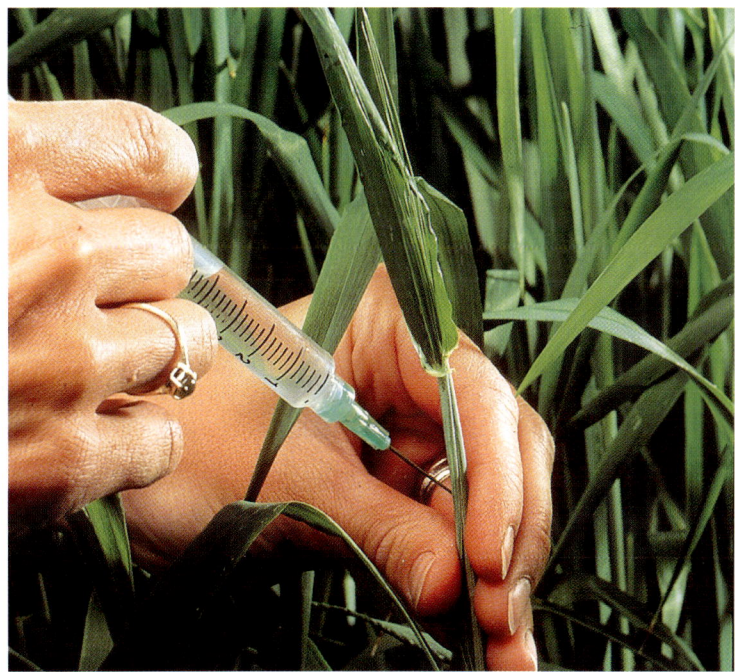

Gentechnische Manipulationen an Pflanzen und Tieren sind umstritten, aber nicht mehr aufzuhalten. Seit man sich in der EU auf eine Kennzeichnungspflicht bei Nahrungsmitteln geeinigt hat, können Sie sich einiges vom Leibe halten – wenigstens bei dem, was Sie selbst verarbeiten.

Mit Hilfe der Gentechnik können Mikroorganismen schneller und effektiver verändert werden als mit den konventionellen Methoden der Züchtung.

Risiken bei gentechnisch veränderten Mikroorganismen

Der Einsatz von gentechnisch veränderten Mikroorganismen birgt eine Vielzahl von Gefahren, die auch die Wissenschaftler nicht genau vorhersagen können.

Daß eine solch aufwendige Technik, die so tief in das natürliche Geschehen eingreift, nicht ohne Nebenwirkungen ist, liegt auf der Hand. Eine Expertenrunde der WHO sieht folgende prinzipielle Gefahren, die bei Nutzung der Gentechnik auftreten könnten und die in die Risikobetrachtung mit einbezogen werden müssen:

- Die eingesetzten Mikroorganismen produzieren toxische Substanzen oder sind selbst krankheitserregend.
- Das in die Mikroorganismen eingeführte genetische Material entwickelt unerwünschte Nebenwirkungen.
- Genabschnitte, die Antibiotikaresistenzen enthalten, werden auf andere Mikroorganismen übertragen.
- Nicht erwartete Substanzen werden hergestellt.
- Die GMO zeigen Wirkungen im menschlichen Verdauungstrakt.
- Der Nährwert des behandelten Lebensmittels wird verändert.

Gentechnisch veränderte Pflanzen

Gewünschte Eigenschaften – und damit Gene – in Nutzpflanzen einzubringen ist Ziel sowohl der konventionellen Pflanzenzucht als auch der Pflanzenzucht mittels Gentechnik. Ziel ist zum einen die Beeinflussung der agronomischen Eigenschaften, also z.B. der Resistenzen gegenüber Krankheiten, Insektenfraß, Unkrautvernichtungsmitteln und Streßfaktoren, wie Hitze und hohem Salzgehalt des Bodens. Zum andern soll die Lebensmittelqualität, z.B. Geschmack, Nährwert und Haltbarkeit, erhöht werden.

Nach heutigem Stand der Technik können fast alle wichtigen Kulturpflanzen gentechnisch verändert werden. Bei weltweit über 1500 Freisetzungsversuchen wurden nur in 10 bis 17 Prozent der Versuche Qualitätsverbesserungen der Pflanzen angestrebt. Das Hauptziel der Manipulationen war die Schaffung von Herbizidresistenzen, d.h. einer hohen Widerstandsfähigkeit gegen Unkrautvernichtungsmittel.

Der Einsatz herbizidresistenter Pflanzen aber ist umstritten. Es ist zu befürchten, daß der Anbau dieser Pflanzen zu einem Anstieg der Verwendung von Herbiziden führt und damit langfristig zu erheblichen ökologischen Problemen wie z. B. einer weiteren Belastung des Grundwassers.

Risiken gentechnisch veränderter Pflanzen

Nach Angaben der FDA (Food and Drug Administration) müssen beim Einsatz gentechnisch veränderter Pflanzen eine ganze Reihe von Risiken beachtet werden:

Der Einsatz gentechnisch veränderter Pflanzen bringt nicht absehbare Risiken für die Umwelt mit sich.

- Bildung von Giftstoffen: Da viele Pflanzen Giftstoffe gegen Fraßfeinde produzieren, kann nicht ausgeschlossen werden, daß eine neue Sorte vermehrt bestimmte solche Gifte bildet, die dann durch ihre Art oder ihre Menge für den Menschen gefährlich werden.
- »Stille Stoffwechselwege«: Aufgrund früherer Veränderungen des Erbguts (Mutationen) können nicht mehr beschrittene Stoffwechselwege der Pflanzen durch gentechnische Veränderungen reaktiviert werden. Auf diesem Weg könnten ebenfalls Giftstoffe gebildet werden.
- Nährstoffgehalt: Die gentechnische Manipulation kann den Nährstoffgehalt verändern. Auch die Bioverfügbarkeit und die Verwertung von Nährstoffen können verändert werden.
- Allergien: Übertragung von Genen auf Organismen kann dazu führen, daß deren Genprodukte (Proteine) Allergien hervorrufen. So kann z. B. die Übertragung eines Gens aus der Erdnuß auf Weizen dazu führen, daß Erdnußallergiker plötzlich auf die genmanipulierte Weizensorte allergisch reagieren.
- Antibiotikaresistenzen: Verschiedene Stoffe, die aus technischen Gründen in den Pflanzen mitproduziert werden, können Antibiotika abbauen.
- Ökologische Risiken: Bei einer verstärkten Anwendung der Gentechnik kommt es zwangsläufig zu einer Freisetzung gentechnisch veränderter Pflanzen in großem Maßstab. Dabei können die neuen genetischen Informationen durch Pollenflug auf Wildpflanzen übertragen werden oder sich Pflanzen unkontrolliert unkrautartig vermehren.

121

Gentechnisch veränderte Tiere

Bei der Anwendung der Gentechnik bei Tieren sind zwei Bereiche zu unterscheiden: die direkte gentechnische Veränderung der Tiere und die Gabe gentechnisch veränderter Stoffe an Tiere.

Gentechnische Versuche bei Tieren haben bisher nicht den von einigen Forschern erhofften Erfolg gebracht.

Die Möglichkeiten der gentechnischen Manipulation von Tieren sind bei weitem nicht so vielfältig wie in der Pflanzenzucht, der technische Aufwand ist wesentlich größer, und die Erfolge sind bisher mäßig. Bei Versuchen mit dem Ziel einer Ertragssteigerung wurde z.B. Schweinen ein Wachstumshormongen einverleibt. Die Tiere wurden zwar erheblich größer als ihre Artgenossen, waren aber unfruchtbar und litten unter Arthritis. Auch Versuche bei Fischen schlugen fehl, denen man ein Gen für die Erzeugung von »anti-freeze-Proteinen« übertrug. Dies sind Proteine, die Fische auch in sehr kaltem Wasser überleben lassen. Das Ziel bestand darin, Lachse bei sehr niedrigen Temperaturen züchten zu können.

Erfolgreicher verliefen bisher »gene-pharming«-Versuche, bei denen Tiere genetisch so verändert werden, daß sie mit ihrer Milch Proteine ausscheiden, die als Medikamente eingesetzt werden.

Verabreichung gentechnisch hergestellter Produkte an Tiere

Ein bekanntes Beispiel für die Verabreichung gentechnisch hergestellter Stoffe an Tiere ist die Behandlung von Kühen mit rBST (= rekombinantes Bovines Somatotropin). BST ist ein Wachstumshormon und kommt von Natur aus in bestimmten Konzentrationen im Rinderblut vor. Wenn diese Menge erhöht wird, gibt es beim Kalb einen größeren Fleischansatz, bei Milchkühen eine höhere Milchleistung. Kritiker befürchten, daß dadurch der gesamte Hormonstoffwechsel der Tiere in Mitleidenschaft gezogen wird und erhöhte Konzentrationen körpereigener Hormone in der Milch auftauchen.

Der Einsatz von Wachstumshormonen in der Fleischproduktion kann zu Gelenkschwächen, Knochenbrüchigkeit und Herzschwäche bei den Tieren führen. Außerdem leidet die Fleischqualität, insbesondere der Geschmack, unter dem Einfluß dieser Hormone.

Kennzeichnungspflicht

Nach langem Streit wurde eine Regelung der Kennzeichnung gentechnisch hergestellter Lebensmittel im Europäischen Parlament beschlossen. Es ist vorgesehen, daß über jede nachweisbare gentechnische Veränderung eines Lebensmittels auf der Verpackung informiert werden muß, egal ob z.B. die »Anti-Matsch-Tomate« roh, als Ketchup, als Mark oder als Pizzabelag angeboten wird. Auf dem Etikett muß demnach auch der Einsatz eines gentechnisch produzierten Emulgators erwähnt werden, der verhindert, daß ein Joghurt im Becher in seine Bestandteile zerfällt. Gleiches gilt für das Kabeljaugen, das Erdbeeren frostresistent macht. Nicht gekennzeichnet werden müssen nach diesem Beschluß allerdings Lebensmittel, die sich nicht in ihrer ursprünglichen Zusammensetzung unterscheiden. Darunter fällt z.B. Zucker, der aus einer gentechnisch veränderten Rübe gewonnen wird, da er vom normalen Zucker nicht zu unterscheiden ist.

Lebensmittelbestrahlung – Frische durchs Atom?

Die Bestrahlung von Lebensmitteln mit ionisierenden Strahlen ist ein physikalisches Verfahren zur Haltbarmachung von Lebensmitteln. Als Strahlungsquelle wird heute überwiegend das Radioisotop Kobalt 60 verwendet, das bei seinem radioaktiven Zerfall Gamma-Strahlen abgibt. Die Bestrahlung ist in Deutschland noch verboten.

Vor allem bei Produkten mit hohem Wassergehalt kann die radioaktive Bestrahlung chemische Reaktionen im Produkt auslösen.

Auswirkungen der Bestrahlung

Die Lebensmittel werden durch die radioaktive Bestrahlung nicht selber radioaktiv, wie man vielleicht vermuten könnte. Allerdings löst die energiereiche Strahlung im Inneren des Lebensmittels eine Vielzahl chemischer Reaktionen aus. Es entstehen freie Radikale, aggressive Substanzen, die nicht nur die Verderbniserreger (also die Organismen, die für die Entstehung von Schimmel oder Fäulnis zuständig sind) abtöten, sondern auch mit essentiellen (= lebensnotwendigen) Inhaltsstoffen des Lebensmittels reagieren können. Das Ausmaß dieser Reaktionen hängt von verschiedenen Faktoren wie dem Wassergehalt der Lebensmittel, der Temperatur und der Strahlendosis ab. In Lebensmitteln mit hohem Wassergehalt (z.B. Obst, Gemüse, Geflügel) sind die Auswirkungen weitaus größer als in Lebensmitteln mit niedrigem Wassergehalt (z.B. Teeblätter, Gewürze).

Gefahrenquelle Bestrahlung

Wissenschaftler haben schwerwiegende Bedenken gegen die Lebensmittelbestrahlung. So werden nicht alle krankheitserregenden Mikroorganismen abgetötet. Gefährliche Keime können sich möglicherweise ungehindert vermehren, da die üblichen Merkmale für den Verderb ausbleiben – das Produkt wirkt frisch, aber trotzdem ist es verdorben. Salmonellen und Schimmelpilze können durch die Bestrahlung zwar abgetötet werden, ihre hochgiftigen Ausscheidungsprodukte werden jedoch nicht zerstört. Auch der Nährstoffgehalt der Lebensmittel leidet erheblich durch die Bestrahlung.

Abwechslung bei den Produkten ist für eine gesunde und genußvolle Ernährung ebenso wichtig wie die ernährungsphysiologische Qualität der Lebensmittel.

Wie findet man gesunde Lebensmittel?

Bei einem qualitätsbewußten Lebensmitteleinkauf sollte auf die Herkunft der Rohstoffe und die Art der Verarbeitung geachtet werden. Grundsätzlich sind Lebensmittel aus ökologischer Herkunft zu bevorzugen, da sie meist eine höhere sensorische (vor allem, was den Geschmack angeht) und ernährungsphysiologische Qualität und geringere Rückstandsgehalte haben sowie den Forderungen nach Umwelt- und Sozialverträglichkeit entsprechen. Es ist jedoch auch möglich, sich mit guten konventionellen Produkten qualitativ hochwertig zu ernähren. Die Übersicht auf den Seiten 134 bis 139 zeigt eine Auflistung häufig verzehrter Lebensmittel in drei verschiedenen Qualitätsabstufungen – ziehen Sie diese Liste zu Rate.

Die Reformhäuser bieten seit über 100 Jahren ein qualitativ überaus hochwertiges Lebensmittelsortiment an, das in weiten Bereichen über gesetzlich vorgeschriebene Standards hinausgeht. Der *Einkauf im Reformhaus* garantiert daher für alle »*neuform-Produkte*« die Einhaltung einer *höchstmöglichen Qualität,* die durch die Auswahl bester Rohstoffe und Anwendung schonender Verarbeitungsverfahren erreicht wird. Auf bedenkliche Technologien wie z. B. Fetthärtung und Umesterung, Gentechnik und Lebensmittelbestrahlungen sowie den Einsatz von überflüssigen Zusatzstoffen wie synthetischen Farb-, Aroma- und Konservierungsstoffen wird verzichtet!

Was soll man essen?

Ein zeitgemäßes Ernährungskonzept muß die wesentlichen Beweggründe der Menschen für ihre selbstbestimmte Ernährungsweise
berücksichtigen und einen großen individuellen Freiraum geben. Die
Individualität des Menschen, seine Genußfähigkeit und eine hohe
Lebensmittelqualität sind dabei die wesentlichen Bausteine. Alle
drei Bereiche sind wichtig für ein harmonisches Gesamtkonzept.

Jetzt kommen Sie zum Zug

Zu einer genußvollen, gesunden und für den einzelnen optimalen
Ernährung sollten Sie daher zunächst einige Orientierungspunkte
beachten, die für alle Menschen, gleich welchen Typs, gelten. Auf
dieser Grundlage basieren die Ernährungsempfehlungen für den
Empfindungs-, den Bewegungs- und den Entspannungstyp sowie
für die Mischtypen, die Ihre individuellen Besonderheiten zu
berücksichtgen versuchen.

So stellen Sie Ihr individuelles, zeitgemäßes Er-nährungskonzept zusammen!

Der Weg zur individuellen Ernährung

Beachten Sie die folgenden Orientierungspunkte, die für alle
Menschen, gleich welchen Typs, gelten.

1

Ermitteln Sie mit Hilfe des Lebensmittelqualitätstests (Seite
134 bis 139) und des Profiltests (Seite 140f.) ein »objektives
Qualitätsprofil« Ihrer alltäglichen Lebensmittel.
Sie können daran auf einen Blick ablesen, bei welchen Pro-
duktgruppen Sie bereits höchste Qualität einkaufen bzw. wo Sie
die Qualität noch verbessern können.

2

Aufgrund der Ergebnisse Ihres Typentests und der entsprechenden individuellen Empfehlungen (Kapitel »Ratgeber für jeden
Typ«, Seite 142) erhalten Sie Anregungen, welche Lebensmittel speziell für Ihren Typ gut bzw. weniger gut geeignet sind.

Orientierungspunkte für alle

1

Eine optimale Lebensmittelqualität ist die Grundlage für eine gesunde und genußvolle Ernährung. Nehmen Sie sich daher ein wenig Zeit, um eine persönliche Bestandsaufnahme Ihrer Ernährung vorzunehmen.

Ihnen werden keine Verbote erteilt, im Gegenteil: Sie können und sollen Ihre »Lieblingsspeisen« beibehalten, sollten allerdings jeweils Produkte mit hoher Qualität bevorzugen. Genuß ist nämlich nicht nur mit Gesundheit zu vereinbaren, sondern steht auch Ihrer Schlankheit nicht im Wege.

Im Gegenteil – wer versucht, sich mit Hilfe einer kalorienreduzierten Diät seiner Traumfigur entgegenzuhungern, wird nicht nur in optischer Hinsicht erfolglos bleiben, sondern läuft auch Gefahr, daß erhebliche Mangelerscheinungen mit all ihren Folgen auftreten.

2

Pflanzliche Lebensmittel, vor allem Vollkorngetreideprodukte, Obst und Gemüse, sollten den Löwenanteil Ihrer Ernährung ausmachen. Der Grund ist der hohe Gehalt an qualitativ hochwertigen Kohlenhydraten, Vitaminen, Mineralstoffen und den für die Gesundheit bedeutenden sekundären Pflanzenstoffen. Das heißt nicht, daß Sie zum Vegetarier werden müssen.

Vor allem im süddeutschen Raum leiden die Menschen oft an den Folgen von Jodmangel. Seefisch als Jodlieferant sollte daher mindestens einmal pro Woche auf den Tisch kommen.

3

Gegen ein bis zwei Fleischmahlzeiten pro Woche ist nichts einzuwenden. Allerdings sollten Sie ein Übermaß an Fleisch und Wurst vermeiden. Innereien sollten generell gemieden werden. Zunehmend positiver in der gesundheitlichen Bewertung schneidet Fisch ab. Er ist bekömmlich, enthält wertvolle Fettsäuren (Omega-3-Fettsäuren) und liefert, sofern es sich um Meeresfisch handelt, einen wesentlichen Beitrag zur Jodversorgung.

Orientierungspunkte für alle

4

Bevorzugen Sie Lebensmittel aus ökologischem Anbau und Produkte aus artgerechter Tierhaltung; sie sind in der Regel aromatischer, geschmacklich besser und enthalten weniger Schadstoffe und Rückstände. Zudem leisten Sie mit dem Kauf solcher Produkte Ihren Beitrag zum Umwelt- und Naturschutz.

5

Bevorzugen Sie Lebensmittel der Saison; sie sind in aller Regel geschmacklich besser, aromatischer und frischer als Produkte, die lange Transporte und Lagerzeiten hinter sich haben. Sie tragen damit auch zur Schonung der Umwelt (Energieaufwand) und Ihres Geldbeutels bei. Saisonale Produkte sind fast immer preiswerter.

6

Kaufen Sie keine Lebensmittel, die mit bedenklichen und überflüssigen Technologien sowie synthetischen Zusatzstoffen hergestellt wurden. Bedenkliche und nicht notwendige Herstellungs- bzw. Konservierungsmethoden sind z. B. die Gentechnik oder die Lebensmittelbestrahlung. Deren Risiken für Umwelt und Gesundheit sind nach dem heutigen wissenschaftlichen Stand noch gar nicht ausreichend abzuschätzen. Auch eine Vielzahl von Zusatzstoffen sind überflüssig, da sie lediglich die äußere Qualität (z. B. die Farbe) von Lebensmitteln beeinflussen, gleichzeitig jedoch ein erhebliches allergisches Potential bergen. Insbesondere die neuen EU-Richtlinien bescheren dem deutschen Markt eine Vielzahl von neuen Zusatzstoffen bzw. eine Ausdehnung der Verwendungszwecke für bereits erlaubte Zusatzstoffe. Abzulehnen sind vor allem synthetische Farbstoffe, Antioxidantien und Konservierungsstoffe. Achten Sie auf die Zutatenliste auf der Verpackung, die bei der Kennzeichnung der Lebensmittel vorgeschrieben ist.

Wenn Sie beim Einkauf von Gemüse und Obst saisonale Produkte bevorzugen, steigern Sie den Genuß und schonen Ihren Geldbeutel.

Orientierungspunkte für alle

7

Sie können und sollen auf die Problemstoffe Fett, Zucker und Salz in unserer Ernährung nicht vollständig verzichten. Hier heißt es maßhalten und eventuell nach Ersatz suchen.

Problemkinder der Ernährung in den Industrienationen sind Fett, Zucker und Salz. Absolut betrachtet sind sie keine ungesunden Produkte, im Gegenteil: Fett und Salz sind lebensnotwendige Nährstoffe, und ein ausreichend hoher Blutzuckerspiegel ist notwendig für die Energiegewinnung im Körper. Schädlich ist das Übermaß, in dem sie heute – vor allem von Kindern und Jugendlichen – zum Teil verzehrt werden. Da unsere Geschmacksnerven schon von Geburt an auf den Genuß dieser Nährstoffe programmiert sind, können und sollten wir sie ohne »Entzugserscheinungen« auch nicht aus unserem Speiseplan streichen.

Notwendig ist ein maßvoller und vernünftiger Umgang mit diesen Genußmitteln. In der Lebensmittelqualitätstabelle finden Sie eine Vielzahl von lustvollen, gesünderen und ernährungsphysiologisch hochwertigen Alternativen zu herkömmlichen fett-, salz- und zuckerreichen Produkten.

8

Die geschmacklich und gesundheitlich beste Alternative zum Kochsalz ist die reichliche und vielfältige Verwendung von Gewürzen und Gewürzkräutern. Diese verstärken den Eigengeschmack der Speisen, machen sie bekömmlicher, fördern die Verdaulichkeit und helfen Ihnen, den Einsatz von Kochsalz deutlich zu reduzieren. Zudem macht ihr Einsatz durch ihre geschmackliche Vielfalt auch vom kulinarischen Standpunkt aus Sinn.

Wenn Sie Salz verwenden, nehmen Sie auf jeden Fall Vollmeersalz, Meersalz oder jodiertes Speisesalz.

Jodmangel ist in Deutschland – vor allem in den mittleren und südlichen Teilen der Republik – weit verbreitet und kann zu Funktionsstörungen der Schilddrüse sowie zur Ausbildung eines Kropfes führen.

Orientierungspunkte für alle

9

Selbst qualitativ beste Lebensmittel können durch falsche Vor- und Zubereitung stark in ihrem Wert gemindert werden. Es ist wichtig, auf Frische zu achten. Neben wertvollen Inhaltsstoffen verlieren Lebensmittel auch schnell an Aroma- und Geschmacksintensität. Frische Lebensmittel sollten demzufolge direkt vor dem Essen zubereitet werden und, falls dies nicht möglich ist, gut verpackt und luftdicht abgeschlossen werden. Garmethoden wie dämpfen, dünsten und richtiges Grillen und die Beachtung der richtige Gartemperatur erhalten den Eigengeschmack der Speisen und zerstören Inhaltsstoffe nicht. Auch längeres Wässern bei der Vorbereitung, wie es bei Kartoffeln oder manchen Salaten beliebt ist, und längeres Warmhalten, wie es in Familien oft praktiziert wird, führen zu Geschmackseinbußen und Wertminderung. Es ist günstiger, das Essen abzukühlen und bei Bedarf schnell wieder aufzuwärmen.

10

Nehmen Sie Genußmittel mit wahrem Genuß zu sich, d.h. mit Maß und möglichst ohne Reue. Genußmittel wie alkoholische oder koffeinhaltige Getränke oder Süßigkeiten und Knabbereien gehören, betrachtet man die Eßgewohnheiten der Menschen realistisch, zum Leben dazu. Verbote und Miesmacherei der Genußmittel erhöhen nur deren Reiz. Anzustreben ist ein vernünftiger Umgang, der mit ein wenig Disziplin erlernt werden kann. Auch bei den Genußmitteln führt eine Orientierung an der jeweils besten Qualität zum Erwerb einer Kennerschaft, die in der Regel ein maßloses Hineinstopfen oder -schütten verhindert. Schreiben Sie z.B. nach dem Verzehr von Alkoholika, Süßigkeiten oder Kaffee einmal auf, wie Sie sich danach fühlen. Lernen Sie deren Wirkung auf Ihren Körper kennen, und entscheiden Sie selbst, ob und wieviel des jeweiligen Genußmittels Sie beim nächsten Mal verzehren möchten.

Überlegen Sie doch einmal, in welchem Zusammenhang und in welcher Situation Sie Genußmittel bevorzugen! Vielleicht kommen Sie einigen schlechten Gewohnheiten auf die Spur.

Nahrungsergänzung – sinnvoll oder nicht?

Ein guter Ernährungsratgeber sollte immer bestrebt sein, die Vorzüge einer gesunden, genußvollen und vollwertigen Ernährung zu vermitteln. Dies ist auch das vorrangige Ziel unseres Konzeptes.

Dennoch sollte man die Realität nicht aus den Augen verlieren. Viele, vor allem berufstätige Menschen können oder wollen sich nicht so ernähren, wie es unter allen Aspekten einer gesunden Ernährung optimal wäre. Häufig fehlt die Zeit oder auch die Lust für den entspannten Einkauf oder eine etwas aufwendigere Zubereitung. Fertigprodukte oder der Pizzaservice ist dann häufig die Lösung für den schnellen Hunger.

Mangelversorgung durch Fast food

Bei einer überwiegenden Versorgung mit Fast food oder Fertigprodukten geht nicht nur der Genuß verloren, es droht auch eine Unterversorgung mit Vitaminen.

Daraus resultiert schnell eine einseitige und wenig abwechslungsreiche Ernährungsweise, die über einen längeren Zeitraum zu einer Mangelversorgung führen kann. In solchen Fällen ist es wenig hilfreich, gebetsmühlenartig zu betonen, daß man bei einer vollwertigen Ernährung gut versorgt wäre. Mit dieser Schlußfolgerung endet ein Großteil der Artikel und Bücher über das Thema »Vollwerternährung und Nahrungsergänzung«.

Wissen Sie, was Ihnen fehlt?

In vielen Fällen ist eine gezielte Nahrungsergänzung mit Vitamin- und Mineralstoffpräparaten empfehlenswert, um Mangelzuständen und Krankheiten vorzubeugen.

Klassische Vitaminmangelkrankheiten wie Skorbut (die Vitamin-C-Mangelkrankheit der Segelschiffbesatzungen in früheren Jahrhunderten) oder Rachitis (Vitamin-D-Mangel) sind zwar in den Industrienationen extrem selten geworden, zahlreiche Studien belegen jedoch eindrucksvoll, daß bestimmte Vitamine und Mineralstoffe das Abwehrsystem stärken und krankheitsvorbeugend wirken. In manchen Studien wird sogar empfohlen, Schutzstoffe wie z. B. Vitamin C, E oder Beta-Karotin selbst bei einer guten Ernährung zusätzlich aufzunehmen.

In der folgenden Tabelle sind Ernährungsgewohnheiten aufgelistet, bei denen eine Nahrungsergänzung mit Vitaminen und/oder Mineralstoffen eventuell angebracht ist.

130

Lebens- und Ernährungsgewohnheiten	Möglicher Mangel	Empfehlenswerte Nahrungsergänzungsmittel und Präparate
Sie verzehren wenig Milch und Milchprodukte	Vitamin B2, Kalzium	Hefeprodukte (Flüssighefe, Flokken, Extrakt); Präparate mit Vitamin-B-Komplex, Kalziumzubereitungen (Tabletten, Kapseln und flüssige Zubereitungen)
Sie essen wenig Obst	Vitamin C	Acerolasaft, Sanddornerzeugnisse; Vitamin-C-Präparate aus natürlicher Herkunft
Sie essen wenig Gemüse	Vitamin C, Karotin, Folsäure	Karottensaft, Präparate mit Vitamin-B-Komplex (auf Folsäure achten!), Kombipräparate mit Karotin, Vitamin C und E
Sie essen wenig Vollkorn	Vitamin B1, B2, B6, Magnesium	Hefeprodukte (Flüssighefe, Flokken, Extrakt), Weizenkeime; Tabletten, Kapseln mit Vitamin-B-Komplex, Magnesiumzubereitungen (Tabletten, Kapseln und flüssige Zubereitungen)
Sie essen wenig Fisch	Jod	Jodiertes Meersalz, Algentabletten
Sie lehnen alle tierischen Lebensmittel ab (vegane Kost)	Vitamin B12, Kalzium, Zink und Eisen	Hefeprodukte (Flüssighefe, Flokken, Extrakt); Tabletten, Kapseln mit Vitamin-B-Komplex, Einzelpräparate aus Kalzium, Zink, Eisen
Sie trinken häufig/ regelmäßig Alkohol	B-Vitamine, Karotin, Magnesium	Präparate mit Vitamin-B-Komplex, Multivitamin- und Magnesiumpräparate
Sie trinken viel Kaffee/ Schwarztee	Eisen	Eisenpräparate (nicht zusammen mit Tee oder Kaffee einnehmen)
Sie führen häufig Diäten durch	Alle Vitamine und Mineralstoffe	Multivitaminpräparate, Spurenelemente (Kombinationspräparate)

Ungesunde, nicht ausgewogene Ernährung führt zu Vitamin- und Mineralstoffmangel. Hier können Sie mit Nahrungsergänzungsmitteln ausgleichend eingreifen.

131

Nahrungsergänzungen in Belastungssituationen

Es gibt eine ganze Reihe von Belastungssituationen, die den Bedarf des menschlichen Organismus an einzelnen oder allen Vitaminen und Mineralstoffen erhöhen.

Falls Sie rauchen, schwanger sind, unter Streß stehen o. ä., können Sie die Belastung für Ihren Organismus durch sinnvolle Nahrungsergänzungsmittel in Grenzen halten.

Belastungs- situation	Häufiger Mangel/ vermehrte Zufuhr von	Sinnvolle Nahrungsergänzungsmittel und Präparate
Medikamenten- einnahme	Muß im Einzelfall mit dem Arzt abge- sprochen werden	Muß im Einzelfall mit dem Arzt abgesprochen werden
Rauchen	Schutzstoffe Karotin, Vitamin C, Vitamin E, Selen	Acerolasaft, Sanddorn- erzeugnisse; Karottensaft; Weizenkeime; Kombipräparate mit den Schutzstoffen
Rekonvaleszenz	Karotin, B-, C-, E- Vitamine, Magnesi- um, Spurenelemente	Blütenpollen, Hefeprodukte, Weizenkeime, Multivitamin- und Mineralstoffpräparate
Schwangerschaft/ Stillzeit	Vitamine B1, B2, B6 und B12, Folsäure, Karotin, Vitamin C; Jod, Zink, Eisen, Magnesium	Hefeprodukte, Karottensaft, Sanddornerzeugnisse, Weizen- keime, Multivitamin- und Mine- ralstoffpräparate; Algentablet- ten (Jod); Eisen-, Magnesium- und Zinkpräparate (bei Bedarf)
Sport	Vitamin B1 (Ausdauersport), Vitamin B6 (Kraft- sport), Karotin, Vitamin C und E, Chrom, Eisen, Magnesium, Zink	Blütenpollen, Hefeprodukte, Weizenkeime, Multivitamin- und Mineralstoffpräparate, Magnesiumpräparate, spezielle Spurenelementpräparate
Streß	Vitamin C und E, Magnesium	Acerolasaft, Sanddornerzeug- nisse, Weizenkeime; Vitamin-C-, -E- und Magnesiumpräparate

Lebensmittelqualitätstest

Mit Hilfe des Lebensmittelqualitätstestes können Sie herausfinden, wie gut die Qualität Ihrer alltäglich verwendeten Lebensmittel ist. Nehmen Sie sich also Ihre letzten Einkaufslisten oder die Kassenbons aus dem Supermarkt vor, durchforsten Sie Ihren Kühlschrank und Ihre Speisekammer, und versuchen Sie Ihre tagtäglich konsumierten Lebensmittel ganz objektiv zu bewerten.

- Bei jeder Produktgruppe finden Sie drei Qualitätsabstufungen, die sich primär am ernährungsphysiologischen Wert festmachen. Für die beste Qualität gibt es 5 Punkte, für die mittlere Qualität 3 Punkte und für die letzte Qualitätsstufe 1 Punkt.

  Wenn Sie sich nicht ganz sicher sind, nehmen Sie die Deklarationen auf den Etiketten zu Hilfe: Dort ist vermerkt, welche Konservierungsmittel oder -verfahren eingesetzt wurden, Mehl ist mit einer Typenbezeichnung versehen, auf der Saftflasche steht, ob frische Früchte oder Konzentrat verwendet wurde, bei Marmeladen gibt es Klassifizierungen, und immer ist der Zusatz von Zucker oder Kochsalz angegeben.

- Tragen Sie bitte in die Rubrik »eigene Punktzahl« die Punkte ein, die Ihren jeweils persönlich bevorzugten Lebensmitteln entsprechen. (Beispiel Produktgruppe Getreide: Verwenden Sie überwiegend Vollkornbrote, so tragen Sie in die entsprechende Rubrik 5 Punkte ein, bei hauptsächlicher Verwendung von Weißbrot 1 Punkt.)

- Stammen die jeweiligen Lebensmittel aus ökologischer Herkunft, so zählen Sie 2 Punkte hinzu. Bei Getreideflocken ökologischer Herkunft erhalten Sie z. B. 7 Punkte, bei der Verwendung von Biocornflakes 5 Punkte.

- Bei Fleisch, Wurst, Fisch und Eiern wurde die Punktzahl stärker zugunsten der Produkte aus artgerechter Tierhaltung gewichtet, d. h., für Produkte aus artgerechter Tierhaltung gibt es zusätzlich 4 Punkte! Dies erscheint uns angesichts gesundheitlicher und ökologischer Folgen von Massentierhaltung und tierquälerischen Transporten sowie aus ethischen Gründen angebracht.

Auf diese Weise kommen Sie in jeder Sparte auf eine Punktzahl zwischen 1 und (maximal) 7.

Mit diesen Zahlen können Sie dann auf Seite 140f. Ihr persönliches Ernährungsprofil erstellen.

Ein bißchen Aufwand müssen Sie schon betreiben, wenn Sie Ihre Ernährung verbessern wollen. Am Anfang steht eine gründliche Bestandsaufnahme Ihrer derzeitigen Situation.

Getreide und Getreideprodukte	5	3	1	Eigene Punktzahl
Frühstücksflocken und Flakes, Müsli	Vollkornschrot und -flocken, Vollkornmüslimischung ohne Zucker	Knuspermüsli, Vollkornflakes	Zuckerhaltige Müslimischungen, stark verarbeitete Frühstücksgetreideprodukte	
Brot	Vollkornbrot ohne Backhilfsmittel, Vollkorntoast, Vollkornknäckebrot	Weizen- und Roggenbrote ohne Backhilfsmittel, Vollkornbrot mit Backhilfsmittel	Weizen- und Roggenbrote mit Backhilfsmittel	
Nudeln	Vollkornnudeln aus Hartweizen	Herkömmliche Nudeln aus Hartweizen, Eiernudeln	Sonstige Nudelerzeugnisse	
Ganze Körner und Mehl (z. B. Reis, Hafer, Hirse u. a.)	Vollkorn	Typ 1050, Avorio- oder Parboiled-Reis, Graupen	Typ 405, geschälter weißer Reis	
Ökologische Herkunft	+ 2	+ 2	+ 2	

Alkoholfreie Getränke	5	3	1	Eigene Punktzahl
Mineralwasser	Natürliche Mineral- und Heilwässer	Quellwässer	Tafelwässer	
Frucht- und Gemüsegetränke	Direkt gepreßte Säfte mit 100 Prozent Fruchtanteil	Aus Konzentraten, Fruchtnektare mit hohem Fruchtanteil	Fruchtsaftgetränke, Limonaden und Colagetränke	
Früchte- und Kräutertees	Beste Handelsware, bei Arzneikräutern Arzneibuchqualität	Herkömmliche Früchte- und Kräutertee	Instanttees mit hohem Zuckeranteil	
Kakao, Kakaogetränke und Kaffee-Ersatzgetränke	Reiner Kakao, Kaffee-Ersatz gemahlen	Kakaogetränke mit hohem Kakaoanteil und alternativen Süßungsmitteln, Kaffee-Ersatz gefriergetrocknet	Kakaozubereitungen mit hohem Zuckeranteil	
Ökologische Herkunft	+ 2	+ 2	+ 2	

Gemüse und Gemüseprodukte	5	3	1	Eigene Punktzahl
Gemüse, Salate	Frische Ware der Region und gemäß der Jahreszeit	Treibhausgemüse, Überseeprodukte	Küchenfertige, zerkleinerte Gemüse	
Haltbar gemachte Gemüseprodukte	Tiefkühlgemüse ohne Zusatzstoffe, Frischkostsauer-kraut und andere milchsauer ver-gorene Gemüse	Tiefkühlgemüse-zubereitungen; pasteurisierte, salzarme Konserven	Herkömmliche Gemüsekonserven	
Hülsenfrüchte	Frisch, ungeschält	Getrocknet	Fertigzube-reitungen	
Kartoffeln und Kartoffelprodukte	Frische Kartoffeln	Schonend verar-beitete Kartoffel-erzeugnisse ohne Zusatzstoffe und gehärtete Fette	Stark verarbeitete Kartoffelfertig-erzeugnisse, herkömmliche Chips	
Ökologische Herkunft	+ 2	+ 2	+ 2	

Obst und Obstprodukte	5	3	1	Eigene Punktzahl
Obst	Frische Ware der Region, nicht oberflachenbe-handelte Früchte	Überseeprodukte	Kandierte Früchte	
Haltbar gemachte Obstprodukte	Tiefkühlobst ohne Zucker	Pasteurisierte Konserven ohne Zucker	Herkömmliche Konserven, gezuckert	
Fruchtige Brotauf-striche, Konfitüren, Marmeladen, Gelees	Fruchtige Brotauf-striche mit hohem Fruchtgehalt	Konfitüren, Mar-meladen, Gelees »Extraklasse« aus frischem oder tief-gekühltem Obst	Konfitüren, Mar-meladen, Gelees »Einfach« aus Fruchtpulpe	
Trockenfrüchte	Beste Handelsware, ungeschwefelt	Ungeschwefelt und gezuckert	Geschwefelt und gezuckert	
Ökologische Herkunft	+ 2	+ 2	+ 2	

135

Milch und Milchprodukte	5	3	1	Eigene Punktzahl
Milch	Vorzugsmilch, pasteurisierte Milch	H-Milch	Sterilisierte Milch, Kondensmilch, Milchpulver	
Sauermilchprodukte (Joghurt, Dickmilch, Kefir u.a.)	Produkte mit überwiegend rechtsdrehender Milchsäure ohne Zusätze	Mit Fruchtzubereitungen mit natürlichen Aromen und ohne Verdickungsmittel	Mit Fruchtzubereitungen mit synthetischen (auch naturidentischen) Aromen und Verdickungsmittel	
Frischkäse	Quark, Frischkäse ohne Bindemittel	Frischkäse mit Bindemitteln	——	
Gereifter Käse	Rohmilchkäse	Käse aus pasteurisierter Milch	Schmelzkäseerzeugnisse, Käse mit nicht verzehrsfähiger Rinde	
Ökologische Herkunft	+ 2	+ 2	+ 2	

Fette und Öle	5	3	1	Eigene Punktzahl
Öle	Kaltgepreßt, nicht raffiniert	Teilraffinierte Öle	Heißgepreßte, extrahierte und raffinierte Öle	
Butter	Frische Sauer- und Süßrahmbutter, mildgesäuerte Butter	Gesalzene Butter	——	
Margarine	Nicht gehärtet, nicht umgeestert, mit hohem Anteil an Kaltpreßölen	Nicht gehärtet, nicht umgeestert	Mit gehärteten Fetten	
Ökologische Herkunft	+ 2	+ 2	+ 2	

Süßungsmittel und Süßwaren	5	3	1	Eigene Punktzahl
Zucker und Honig	Ursüße, Vollzucker, Trachtenhonige, fermentreich	Brauner Zucker, Mischhonige, Auslesehonige	Raffinadezucker, Honige ohne besondere Merkmale	
Fruchtdicksäfte, Ahornsirup	Fruchtdicksäfte schonend eingedampft, Ahornsirup Grad A	Ahornsirup Grad B und C	—	
Kekse und Riegel	Vollkornkekse, Fruchtschnitten, Müsliriegel ohne gehärtete Fette	—	Kekse und Riegel mit gehärteten Fetten und hohem Zuckeranteil	
Schokoladenerzeugnisse und Süßwaren	Schokolade mit hohem Kakaoanteil ohne Zusatz von Zucker	Herkömmliche Schokolade (mit hohem Zuckeranteil und gehärteten Fetten)	Sonstige Süßigkeiten auf der Basis von Zuckerarten und verschiedenen synthetischen Zusatzstoffen	
Ökologische Herkunft	+ 2	+ 2	+ 2	

Fleisch, Fleischwaren, Fisch, Eier	3	2	1	Eigene Punktzahl
Fleisch	Muskelfleisch, frisch bzw. je nach Art gut abgehangen	Bindegewebs- und fettes Fleisch (Suppenfleisch), Tiefkühlfleischprodukte	Innereien, Konserven	
Fisch	Frischfisch	Tiefkühlfischprodukte	Gesalzener Fisch, Fisch geräuchert und mariniert, Fischkonserven	
Wurst	—	Schlachtfrisch hergestellt	Mit Zusatzstoffen (Phosphaten), Wurstkonserven	
Eier	Frisch, Güteklasse Extra oder A	Ältere Eier (zwei bis drei Wochen)	—	
Artgerechte Tierhaltung	+ 4	+ 4		

Gewürze und Würzmittel	5	3	1	Eigene Punktzahl
Einzelgewürze	Unbestrahlt und unbegast	Herkömmliche Ware	——	
Gewürzmischungen, Gewürzsalze, Salz	Reine Gewürzmischungen ohne andere Zutaten, gegebenenfalls jodiertes Vollmeersalz	Gewürzsalze, gegebenenfalls jodiertes Meersalz	Gewürzzubereitungen mit Streckungsmitteln und anderen Zutaten, Salz	
Essig	Natürlich vergoren (Rotwein-, Weißwein-, Obstessig)	Branntweinessige	Essigessenz	
Würzmittel	Hefe- und Gemüsebrüheextrakt ohne gehärtete Fette, traditionell hergestellte Sojasauce	Herkömmliche Hefe- und Gemüsebrüheextrakte	Sonstige Würzen, Fleischextrakt	
Ökologische Herkunft	+2	+2	+2	
Nüsse, Samen und deren Erzeugnisse	**5**	**3**	**1**	**Eigene Punktzahl**
Nüsse und Samen	Ganz, beste Handelsware	Zerkleinert (Bruch)	Geröstet, gesalzen	
Süßigkeiten auf Nußbasis	Nußschnitten mit alternativen Süßungsmitteln, Honigmarzipan	——	Marzipan, schokolierte Nüsse	
Nußmus, nussige Brotaufstriche	Nußmus (100 Prozent Nuß)	Nussige Brotaufstriche mit Fett, Salz und Süßungsmitteln	Nussige Brotaufstriche mit gehärteten Fetten und Zusatzstoffen	
Schokonußcremes	——	Mit hohem Nußanteil	Mit gehärteten Fetten und Zusatzstoffen	
Ökologische Herkunft	+2	+2	+2	

Vegetarische Spezialitäten Alternativen zu Fleisch, Wurst und Milchprodukten	5	3	1	Eigene Punktzahl
Vegetarische Würstchen, Bratlinge u.ä.	Auf der Basis von Tofu, Getreide, Hülsenfrüchten, Hefe, pflanzlichen Fetten	Mit isolierten Bestandteilen (z. B. Sojaeiweiß, Eiklar, Stärke)	Mit gehärteten Fetten und naturidentischen Aromastoffen	
Brotaufstriche	Wie oben	Wie oben	Wie oben	
Vegetarische Fertiggerichte	Wie oben	Wie oben	Wie oben	
Alternativen zu Milch und Milchprodukten	Sojadrink, Reismilch, Tofu	—	—	
Ökologische Herkunft	+ 2	+ 2	+ 2	

Genußmittel	3	2	1	Eigene Punktzahl
Bier	Traditionell gebraut Premiumqualitäten	Herkömmliches Flaschenbier	Dosenbier	
Wein	Trocken	Halbtrocken	Liebliche Spätlese	
Kaffee	Ganze Bohne	Gemahlen	Löslicher Kaffee	
Schwarztee	Blattware	»Brokens« Teemischungen	—	
Ökologische Herkunft	+ 2	+ 2	+ 2	

Ihr persönliches Ernährungsprofil

So werten Sie die Ernährungstabellen aus

- Übertragen Sie die Punktwerte der einzelnen Lebensmittelbewertungen (Seite 134ff.) in die von 1 bis 7 numerierten Felder des folgenden Lebensmittelqualitätsprofils.
- Verbinden Sie die einzelnen Zahleneinträge durch Striche miteinander, so erhalten Sie ein Profil Ihrer Lebensmittelqualität.

Die Summe aller Antworten teilen Sie durch die Anzahl der angekreuzten Lebensmittel. Dieser Wert ist Maß für die Gesamtqualität Ihrer Lebensmittel.

Der Verlauf der Zickzacklinie auf diesen beiden Seiten zeigt Ihnen, in welchen Bereichen Sie hohe bzw. niedrige Qualitäten einkaufen und in welcher Sparte Sie die gravierendsten Ernährungsfehler begehen. Achten Sie auf einzelne »Ausreißer« – punktuelle Ernährungssünden sind leicht zu korrigieren.

Lebensmittelprofil				
Schwarztee				
Kaffee				
Wein				
Bier				
Kakaogetränke, Kaffee-Ersatzgetränke				
Früchte- und Kräutertees				
Frucht- und Gemüsegetränke				
Mineralwasser				
Würzmittel				
Essig				
Gewürzmischungen, Gewürzsalze, Salz				
Einzelgewürze				
Schokoladenerzeugnisse und Süßwaren				
Kekse und Riegel				
Fruchtdicksäfte und Ahornsirup				
Zucker und Honig				
Fetthaltige Brotaufstriche				
Margarine				
Butter				
Öle				
Eier				
Wurst				
Fisch				
Fleisch				
Gereifter Käse				
Frischkäse				
Sauermilchprodukte				
Milch				
7	6	5	3	1

140

Lebensmittelprofil				
Schokonußcremes				
Nußmus und nussige Brotaufstriche				
Süßigkeiten auf Nußbasis				
Nüsse und Samen				
Trockenfrüchte				
Fruchtige Brotaufstriche, Konfitüren				
Haltbar gemachte Obstprodukte				
Obst				
Kartoffeln und Kartoffelprodukte				
Hülsenfrüchte				
Haltbar gemachte Gemüsekonserven				
Gemüse und Salate				
Ganze Körner und Mehl				
Nudeln				
Brot				
Frühstücksflocken und Flakes, Müsli				
7	6	5	3	1

Wenn Sie die Qualität Ihrer Ernährung verbessern wollen und dafür mehrere Angriffspunkte sehen, so beginnen Sie in der Sparte, in der es Ihnen am leichtesten fällt. So kommen Sie am leichtesten zu einem motivierenden Erfolgserlebnis!

Was bedeuten Ihre Werte?

- **Werte über 5:** Ihr Qualitätsbewußtsein für Lebensmittel ist stark ausgeprägt; anhand Ihres Profils können Sie feststellen, in welchen Bereichen Sie Ihre Lebensmittelauswahl noch verbessern können.
- **Werte zwischen 3 und 5:** Sie bevorzugen hauptsächlich Lebensmittel von mittlerer Qualität; versuchen Sie Lebensmittel mit geringer Qualitätsbewertung durch höherwertige zu ersetzen.
- **Werte zwischen 1 und 3:** Die Auswahl Ihrer Lebensmittel ist durch eine wenig hochwertige Qualität gekennzeichnet. Ermitteln Sie anhand des Profils, in welchen Bereichen Sie besonders große Qualitätsschwächen aufweisen. Fragen Sie sich, wo Sie Ihre Einkaufsgewohnheiten am einfachsten Schritt für Schritt verbessern können.

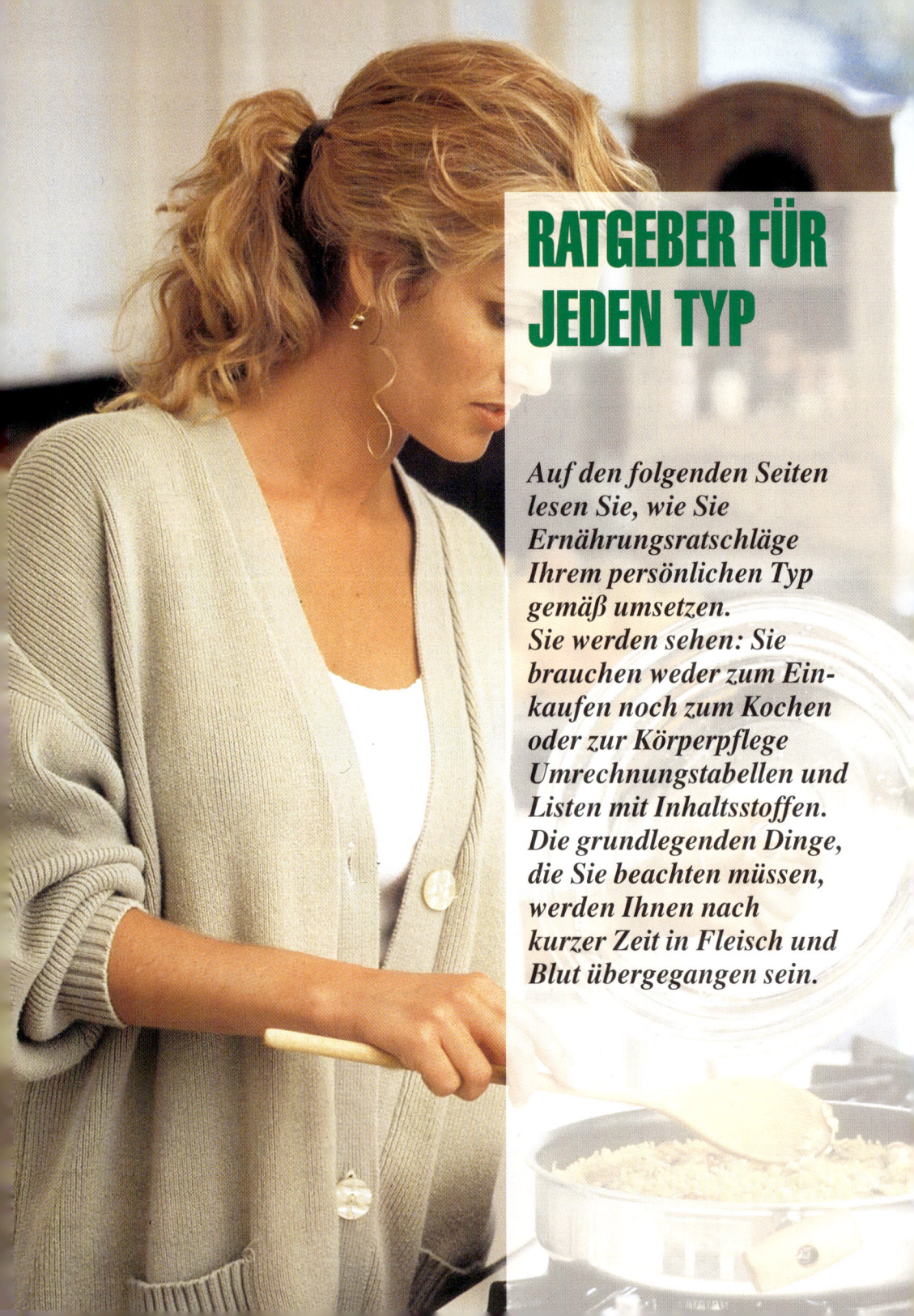

RATGEBER FÜR JEDEN TYP

Auf den folgenden Seiten lesen Sie, wie Sie Ernährungsratschläge Ihrem persönlichen Typ gemäß umsetzen.
Sie werden sehen: Sie brauchen weder zum Einkaufen noch zum Kochen oder zur Körperpflege Umrechnungstabellen und Listen mit Inhaltsstoffen. Die grundlegenden Dinge, die Sie beachten müssen, werden Ihnen nach kurzer Zeit in Fleisch und Blut übergegangen sein.

Typgerechtes Essen

Nun ist es an der Zeit, Ihre Erkenntnisse über gesunde Ernährung vom Allgemeinen aufs Spezielle, sprich: auf Ihren Typ zu übertragen. Lassen Sie sich von den auf Ihren Typ zugeschnittenen Empfehlungen inspirieren, die auf den folgenden Seiten zu finden sind.

Betrachten Sie diese Hinweise aber bitte nicht als unumstößliche Dogmen, die für alle Zeiten und Bereiche gelten. Die drei Konstitutionstypen treten in Reinform selten auf, und auf persönliche Eigenheiten und Vorlieben sollten Sie flexibel reagieren können.

Normalerweise finden sich bei jedem Menschen Elemente aller drei Typen. Selbst ein ausgeprägter Empfindungstyp zeigt in bestimmten Lebensphasen oder -bereichen Merkmale bzw. Eigenschaften der jeweils anderen Typen und kann diese auch durch die jeweiligen typbezogenen Ernährungsempfehlungen verstärken.

Betrachten Sie die Empfehlungen für Ihren Typ nicht als ein starres Regelsystem. Ihre individuellen Neigungen sollen auf keinen Fall zu kurz kommen.

Sportliche Aktivitäten

Beispielsweise sind fast alle sportlichen Aktivitäten charakterisiert durch die von Dynamik geprägten Eigenschaften des Bewegungstyps. Ein Empfindungs- oder Entspannungstyp, der intensiv Sport treibt, sollte sich daher in dieser Zeit an den Empfehlungen für den Bewegungstyp orientieren. Umgekehrt sollte sich ein Bewegungsbzw. Entspannungstyp eher an die Empfehlungen für den Empfindungstyp halten, wenn von ihm geistige Kreativität und Sensibilität verlangt werden und er sich dazu bereit fühlt.

Je nach Jahreszeit

Eine wichtige Rolle spielen auch die Jahreszeiten. Wie wir bei der Beschreibung der Typen gesehen haben, sind ihnen Eigenschaften wie kalt, heiß, trocken und feucht zugeordnet. Ein Empfindungstyp, dem im Winter eher warme Speisen und Getränke empfohlen werden, kann natürlich im Hochsommer ohne Probleme kühle Speisen, Eis oder Rohkost verzehren. Ein Bewegungstyp, ein Entspannungstyp oder Mischtypen mögen, wenn's draußen kalt ist, auch mal eine Suppe statt Rohkost oder trinken einen Kakao oder Grog nach einem ausgedehnten Winterspaziergang.

Typen in der Familie

Mit einigen kleinen Tricks können Sie jeden Typ in der Familie zufriedenstellen. Sie müssen dazu nicht verschiedene Menüs auf den Tisch bringen.

Häufig leben in einer Familie mehrere unterschiedliche Typen bzw. Mischtypen. Durch kleine Variationen in der Zubereitung und durch ein wenig mehr Vielfalt im Lebensmittelangebot bei den einzelnen Mahlzeiten lassen sich die Anforderungen an die typbezogene Ernährung ohne großen Aufwand gut erfüllen.

Flexibel bleiben – Tips für unterschiedliche Typen

- Zu den Hauptmahlzeiten sollte es abwechselnd Suppe oder Rohkost geben, daneben als Alternative immer ein Gemüsesaft bereitstehen.
- Für den einen gibt es Gemüse natur, für den anderen wird es mit Sahne gebunden.
- Butter, Sahne oder Öl kann auch nach dem Garen ans Essen gegeben werden, so daß der Energiegehalt des Essens auf den Typ abgestimmt werden kann.
- Würzen kann jeder selber, es sollte also eine Anzahl an Gewürzen am Tisch stehen.

Ein Müsli für viele

So stellen Sie ein Müsli her, das der ganzen Familie schmeckt und trotzdem für die unterschiedlichen Konstitutionstypen geeignet ist:

- Fettarme Sauermilch verrühren, in drei Schälchen füllen
- Die erste Portion mit 3 bis 4 EL Weizenschrot, 1 geriebenen Apfel, 1/2 zerdrückten Banane, 2 EL Sahne, 1 EL Honig und 1 EL Rosinen verrühren
- Die zweite Portion mit 1 EL Weizenschrot und 2 geriebenen Äpfeln verrühren, dazu 1 Glas Orangensaft geben
- Die dritte Portion mit 2 EL feinen Haferflocken, 1/2 zerdrückten Banane, 3 EL Sahne und 1 EL Honig verrühren

Und jetzt raten Sie mal, für wen welches Müsli ist! Lösung:

- Die erste Portion ist für den Bewegungstyp.
- Die zweite ist für den Entspannungstyp.
- Die dritte ist für den Empfindungstyp.

So können Mahlzeiten im Ursprung gleich, aber mit verändertem Kaloriengehalt und unterschiedlicher geschmacklicher Ausprägung verzehrt werden.

Bewertungen unerwünscht

Es ist wichtig, noch einmal zu erwähnen, daß keiner der Konstitutionstypen gut oder schlecht ist. Jeder hat seine Vor- und Nachteile, seine spezifischen Neigungen und Anfälligkeiten. Die Ernährung kann den jeweiligen Typ bzw. die typischen Merkmale stark beeinflussen, stärken oder schwächen. Menschen, die sich in Harmonie mit den verschiedenen Elementen der drei Konstitutionen befinden, bei denen keine der drei Merkmalsausprägungen dominiert, haben es am einfachsten: Sie entwickeln mit der Zeit ein gutes Gespür für das, was ihnen guttut. Meist ist es aber nötig, Gewohnheiten zu ändern und etwas Disziplin aufzubringen.

Die Basis des individuellen Experimentierens sollten Lebensmittel mit einer hohen Qualität sein. Die folgenden Hinweise für die unterschiedlichen Typen wollen eine grobe Orientierung geben, jedoch Spielraum für eigene Experimente lassen.

Mischtypen

Bei Ihrer Auswertung des Konstitutionstypentests von Seite 83 bis 85 können sich die unten aufgelisteten Mischtypen ergeben haben. Die für Ihren Mischtyp maßgeblichen Tips und Empfehlungen können Sie in diesen Kapiteln nachlesen:

Die meisten Menschen sind ernährungsphysiologisch gesehen Mischtypen. Die entsprechenden Tips lesen Sie unter der Beschreibung des Standardtyps nach, dessen Anteil in der jeweiligen Mischform überwiegt.

- Empfindungs-Bewegungs-Typ: Ratgeber für den Empfindungstyp (Seite 146)
- Empfindungs-Entspannungs-Typ: Ratgeber für den Empfindungstyp (Seite 146)
- Bewegungs-Empfindungs-Typ: Ratgeber für den Bewegungstyp (Seite 162)
- Bewegungs-Entspannungs-Typ: Ratgeber für den Bewegungstyp (Seite 162)
- Entspannungs-Empfindungs-Typ: Ratgeber für den Entspannungstyp (Seite 176)
- Entspannungs-Bewegungs-Typ: Ratgeber für den Entspannungstyp (Seite 176)

Ratgeber für den Empfindungstyp

Empfehlungen zur Ernährung

Diese Richtlinien gelten auch für den Empfindungs-Bewegungs-Typ und den Empfindungs-Entspannungs-Typ.

Klein, fein, wenig

Empfindungstypen haben ein gutes Geschmacksempfinden, sie schätzen stilvolles Essen, guten Wein und ein schönes Ambiente. Ihr generell ästhetisches Empfinden zeigt sich besonders beim Essen, sie lieben kleine delikate Häppchen. »Nouvelle Cuisine« ist ganz nach ihrem Geschmack, während sie derbe Hausmannskost eher ablehnen.

Aber Vorsicht: Trotz dieser Vorlieben sind Empfindungstypen oft schnelle und unkonzentrierte Esser. Sie lassen sich von anderen Dingen ablenken, und der kleinste Ärger schlägt ihnen auf den Magen.

Grundsätzliches

Das ist heute eine unbestrittene Wahrheit: Nach ernährungsphysiologischen Erkenntnissen sind fünf kleine Mahlzeiten besser als drei große.

Für den Empfindungstyp ist es besonders wichtig, daß bei den Mahlzeiten eine gute Atmosphäre herrscht, er entspannt ist und das Essen ganz genießen kann. Nebenbeschäftigungen wie Lesen oder intensive Gespräche sollten vermieden werden. Langsames Essen und gutes Kauen fördern Verdaulichkeit und Bekömmlichkeit der Speisen. Falls es hektisch und stressig zugeht , ist es besser, eine Mahlzeit ausfallen zu lassen, als sie hinunterzuschlingen. Statt dessen sollten Sie lieber eine Banane oder einen Joghurt essen.

- Eine regelmäßige Einnahme der Mahlzeiten ist unbedingt zu empfehlen, auch wenn es schwerfällt. Besonders wichtig sind Rituale zur Beruhigung eines hektischen Alltags.
- Besser als drei üppige Hauptmahlzeiten sind mehrmals täglich kleine Portionen, die jedoch nicht zu spät am Abend eingenommen werden sollten. Der Körper erhält dadurch gleichmäßig Energie und ist dennoch nicht belastet.

Bei der Zusammenstellung ihrer Ernährung müssen Empfindungstypen weniger auf Kalorien und Fett als auf sorgfältige Zusammenstellung und gute Bekömmlichkeit achten. Dies ändert sich, wenn
eine erblich bedingte Fettstoffwechselstörung vorliegt. In diesem
Fall ist die Rücksprache mit dem Arzt notwendig. Der Empfindungs-
Entspannungs-Typ hingegen sollte ein Augenmerk auf den Energiegehalt der Nahrung haben. Hier können Fett und Zucker kritische Zutaten sein.

**Ein Glas
Buttermilch
als kleine
Zwischenmahl-
zeit kann
verdauungsan-
regend wirken.**

Kräutertee für die Verdauung

Es empfiehlt sich – besonders, wenn Verdauungsbeschwerden auftreten –, vor den Hauptmahlzeiten einen appetitanregenden und verdauungsfördernden Tee (beispielsweise Schafgarbentee), einen Saft
(beispielsweise Ananassaft) oder einen Aperitif zu trinken.

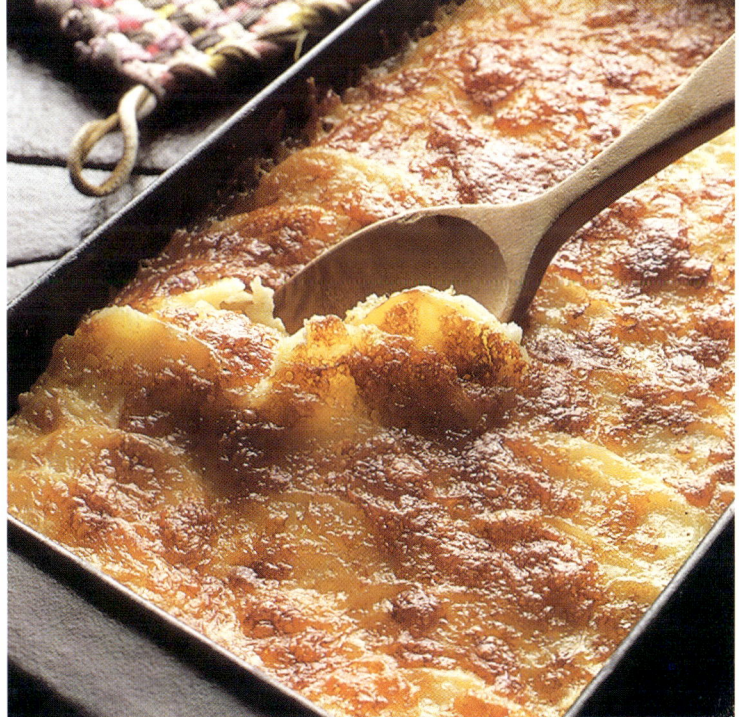

*Die gute alte
Kartoffel erlebt seit
einigen Jahren ein
großes Comeback.
Sie ist reich an ge-
sunden Biostoffen
und läßt sich
auf vielerlei Art
schmackhaft
zubereiten.*

Frühstück

Das Frühstück sollte vorwiegend aus warmen Getreidespeisen, etwa Porridge mit Backpflaumen, Hafer mit Apfel oder Müsli mit feinen Flocken und Banane, und aus nicht gekühlten Zutaten bestehen. Für Mischtypen eignen sich selbstverständlich auch Schrot- oder Flockenmüslis mit gekühlter Sauermilch, Obst und selbstgezogenen Sprossen. Falls Brot oder Brötchen bevorzugt werden oder abgewechselt werden soll, wählen Sie leichtverdauliche Sorten mit feiner Krume (getoastet schmecken sie übrigens raffinierter), Rosinenbrot und Vollkorntoast.

Auch mal ein Frühstücksei

Sorgen Sie gerade als Empfindungstyp immer für etwas Abwechslung beim Frühstück. Nicht jeder Tag muß mit einem Frühstücksei beginnen.

Mit Butter, ungehärteter Margarine, Sahnequark, Frischkäse und mildem Schnittkäse müssen Sie nicht sparsam sein. Es spricht auch nichts gegen ein Frühstücksei. Falls Sie auf Wurst nicht verzichten möchten, nehmen Sie eine milde Aufschnittwurst. Der Mischtyp Empfindung-Entspannung sollte Eier, Wurst und sehr fetthaltige Brotaufstriche mengenmäßig begrenzen und dafür lieber vegetabile Pasteten und magere Produkte bevorzugen.

- Wenn Sie die süße Variante mögen, wählen Sie zwischen Honig, fruchtigen Brotaufstrichen, Erdnußcreme, Nußmus und ähnlichem.

Hauptmahlzeiten

Die Hauptmahlzeiten müssen für die reinen Empfindungstypen nicht zwangsläufig mit einem großen Rohkostteller beginnen. Besser paßt eine cremige, Ihrem Magen schmeichelnde Suppe, ein Gemüsesaft oder ein kleiner raffinierter Salat. Mischtypen sollten hierbei ihren Vorlieben folgen, für einen Empfindungs-Entspannungs-Typ kann eine Portion Rohkost genau richtig sein.

- Bei der Gemüseauswahl ist es wichtig, nicht zu grobe und ballaststoffreiche, sondern eher zarte, leichtbekömmliche Sorten wie Möhren, Fenchel, Zucchini, Auberginen, Kürbisse oder Tomaten auszuwählen und diese sorgfältig auch als Gemüseragout, Ratatouille, mit Mozzarella überbacken oder mit feinen Dips zuzubereiten.

- Dazu passen Kartoffelpüree, Kartoffelgratin, Kartoffelplätzchen, Vollkornnudeln, Hirsotto, Risotto, Polenta, Basmati-Reis u. ä. Der Mischtyp Empfindung-Entspannung sollte Eier, Wurst und fetthaltige Brotaufstriche mengenmäßig begrenzen und dafür lieber vegetabile Pasteten, Tofu und magere Produkte bevorzugen.
- Fleisch aus artgerechter Tierhaltung und Fisch können für Abwechslung sorgen, sollten jedoch nicht überbetont werden (ein- bis dreimal pro Woche).
- Hauptgerichte werden bereichert durch feine Saucen auf Gemüse-, Kräuter- und Sahnegrundlage. Beliebt sind auch süß-pikante oder scharfe Geschmacksvarianten, die an die verschiedenen fernöstlichen Küchen erinnern.
- Auch delikat zubereitete Gemüse, Nudeln, Kartoffeleintöpfe sind als Hauptmahlzeit ideal.
- Als Desserts eignen sich feine Quarkspeisen, Obstpürees mit Sahne, Cremes, Puddings und eingeweichte Trockenfrüchte. Der Empfindungs-Entspannungs-Typ sollte seine Desserts häufiger aus Früchten und Quark zusammenstellen und mit Sahne sparsamer sein.

Snacks für zwischendurch

Wichtig ist, daß der reine Empfindungstyp an das Essen erinnert wird; deshalb sollte immer eine Kleinigkeit zur Verfügung stehen. Dies gilt ganz besonders für den Mischtyp Empfindung-Bewegung, der einen stetigen Energiefluß braucht.

Einfach und immer verfügbar sind Nüsse, Nußschnitten, Trockenfrüchte und Vollkornkekse. Fruchtjoghurt, Vanillejoghurt und milde Früchte, Trinkmüsli und Milchmixgetränke sind für den Empfindungstyp ideal. Auch mal Kuchen, Schokolade und Riegel in allen Variationen versüßen die Pausen.

Wenn es pikant sein soll, schmecken Gemüsehefetrinkbrühen und Gemüsecremesuppen, die auch in Thermosflaschen mit zum Arbeitsplatz genommen und dort heiß getrunken werden können. Sehr lecker auch: Avocado, einfach mit Zitronensaft beträufelt, oder pikant gefüllte Waffeln.

Das Angebot an Snacks ist heutzutage so breit, daß Sie bestimmt etwas für Ihren Geschmack finden.

149

Trinken

Milch ist nach wie vor unser bedeutendster Kalziumlieferant und somit wichtig für den Knochenaufbau bei Groß und Klein.

Trinken Sie viel, mindestens zwei Liter pro Tag. Bevorzugen Sie warme Getränke, und verzichten Sie selbst im Sommer auf eiskalte Drinks. Trinken Sie Mineralwasser, vorzugsweise ohne Kohlensäure, milde Fruchtsäfte, Früchte- und Kräutertees, aber auch kalorienhaltigen Kakao, Getreidekaffee mit Milch oder Sahne, und wenn schon Kaffee, dann Café au lait. Milch darf es jeden Tag sein, egal in welcher Form, auch mit Früchten, mit Honig oder Malzofin zubereitet. Falls Sie alkoholische Getränke mögen, dann wählen Sie zwischen Rotwein, Weißwein und lieblichen Drinks; auch Punsch oder Glühwein könnte Ihnen schmecken.

Weitere Ernährungs- und Zubereitungstips

- Verfeinern Sie Müsli, Porridge, Milchmixgetränke, säurehaltige Säfte, Suppen und Saucen mit einem Schuß Sahne. Es rundet die Speisen ab und macht sie bekömmlicher.
- Nußmus wertet Desserts, Drinks und Salatdressings auf, auch zum Backen eignet es sich gut.
- Falls Sie grobes Vollkornbrot mögen, es Ihnen jedoch nicht bekommt, dann toasten Sie es.
- Ganze Getreidekörner sollten Sie nicht roh oder gekeimt, sondern nur gut gegart verzehren. Empfindungs-Bewegungs- und Empfindungs-Entspannungs-Typen sollten dies testen. Selbstverständlich können sie auch Frischkornbrei, Sprossensalate und Getreidebeilagen essen, wenn die Gerichte ihnen bekommen.
- Rösten Sie gehackte Nüsse, Sesam, Sonnenblumenkerne und Kürbiskerne ohne Fett kurz an, und streuen Sie sie über Salate, Aufläufe, Gemüsegerichte, Desserts.
- Verwenden Sie für Salate und feine Gemüsegerichte kaltgepreßte, besonders aromatische Nußöle.
- Würzen Sie Ihre Speisen mit milden, fein aromatischen, aber auch bitterstoffhaltigen, verdauungsfördernden Gewürzen. Nehmen Sie auch hefehaltige Würzen, wie Extrakt- und Milchhefeflocken, und streuen Sie frischgehackte Kräuter und feine Sprossen wie Alfalfa über zubereitete Speisen.
- Bei Verdauungsbeschwerden nehmen Sie regelmäßig Leinsamen, eingeweichte Backpflaumen und kleine Mengen Milchzucker.

Das Schlemmermenü für den Empfindungstyp

- Kerbelrahmsuppe
- Gegrillte Scampi oder
  (als vegetarische Variante):
  Marinierte Tofuwürfel und Cashewnüsse fritiert
- Gurkengemüse in Dillsahne
- Basmati-Reis mit Tomatenachteln
- Aprikosenstrudel auf Vanille-Zimt-Creme

Stimmen Sie sich auf Ihr Menü ein – mit einem Campari-Aprikose, einem Sherry medium, einem kühlen Wermut oder einem alkoholfreien Getränk. Ein solcher Aperitif entspannt und regt Ihre Magennerven an. Die feine Kerbelsuppe schmeichelt Ihrem Magen und regt durch das zarte Aroma die Freude auf das Nachfolgende an. Scampis oder Tofu-Nuß-Ragout, Dillgurkengemüse und Basmati-Reis stimulieren nicht nur durch die gesunden Inhaltsstoffe, sondern auch durch den feinen Duft, der an exotische Küchen erinnert. Den Abschluß bildet der milde Aprikosenstrudel auf zarter Vanille-Zimt-Creme. Zu diesem Menü passen ein leichter (eventuell gekühlter) Rotwein, Mineralwasser und zum Abschluß ein weißer Dessertwein.

Basmati-Reis erfreut sich wegen seines aromatischen Duftes und Geschmacks immer größerer Beliebtheit auch in der deutschen Küche.

Rezepte für den Empfindungstyp

Die Rezepte sind für zwei Personen, falls nicht anders angegeben.

PORRIDGE MIT PFLAUMEN

*Zutaten: 400 ml Milch • 60 g grobe Hefeflocken • 1 Prise Meersalz
Schale 1 unbehandelten Zitrone • 6 Trockenpflaumen
2 EL Honig • 1 Prise Zimt • 1 Prise Vanille • 100 ml süße Sahne*

Milch zum Kochen bringen, Flocken, Salz und Zitronenschale bei geringer Energiezufuhr ca. 20 Minuten quellen lassen. Nach 10 Minuten die geschnittenen Pflaumen zugeben. Mit Honig, Zimt und Vanille abschmecken. In einen tiefen Teller füllen und mit Sahne übergießen.

Der Empfindungs-Entspannungs-Typ sollte die Sahne gegen Joghurt austauschen.

151

MÖHRENFRISCHKOST MIT NÜSSEN

Zutaten: *3 mittelgroße Möhren • Saft von 1 Orange • 1 EL Haselnußmus aus dem Reformhaus • 1 Prise Meersalz • 1 Prise gemahlener
Koriander • 1 EL grobgehackte Haselnüsse • 50 ml süße Sahne*

Möhren waschen, mittelfein reiben, mit Orangensaft, Haselnußmus,
Meersalz, Vanille und Nüssen vermischen. Sahne leicht anschlagen
und vorsichtig unterrühren.

KERBELRAHMSUPPE

Zutaten: *2 Möhren • 1 Bund Kerbel • 1 Schalotte • Butter oder
Reformhausmargarine • 1/2 l Gemüsebrühe aus Extrakt
100 g Schlagsahne • 1 Prise Meersalz • Muskatnuß, frisch gerieben
gemahlener Kreuzkümmel • 2 EL Zitronensaft • 2 EL Kürbiskerne,
leicht angeröstet*

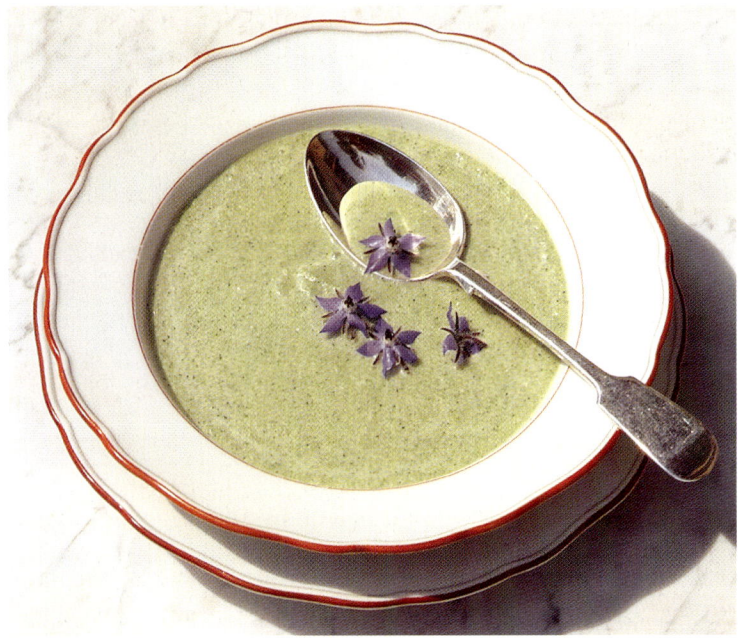

*Kräuterrahm-
suppen – hier eine
Kerbelsuppe mit
Borretschblüten
garniert – sind
unverzichtbarer
Bestandteil der
gehobenen Küche.*

Möhren schälen, kleinschneiden. Kerbel kurz überbrühen und ausdrücken. Die Schalotten schälen, würfeln, in Fett anschwitzen, Möhren und Kerbel zugeben, mit der Brühe angießen und ca. 10 Minuten kochen. Sahne zugeben.

Alles im Mixer pürieren. Mit Salz, Muskat, Kreuzkümmel, Vollzucker und Zitronensaft würzen.

In vorgewärmten Tellern servieren und mit Kürbiskernen garnieren.

Der Empfindungs-Entspannungs-Typ sollte die Sahnemenge etwas reduzieren.

MÖHRENFLAN AUF KRESSESAUCE

Zutaten für 4 Portionen: 200 g Möhren • 1 kleine Zwiebel
20 g ungehärtete Pflanzenmargarine aus dem Reformhaus • 2 Eier
60 ml Schlagsahne • Meersalz • schwarzer Pfeffer • 1 TL Zitronensaft
1 Beet Kresse • 100 g saure Sahne • 1 Prise Meersalz
etwas abgeriebene Schale 1 unbehandelten Zitrone

Möhren putzen und in kleine Stücke, die Zwiebel schälen und in kleine Würfel schneiden.

In heißer Pflanzenmargarine andünsten. 5 EL Wasser zugießen und ca. 15 Minuten dünsten (eventuell noch etwas Flüssigkeit nachfüllen). Mit dem Schneidstab des Handrührers pürieren, Eier, Sahne, Meersalz, Pfeffer und Zitronensaft zugeben.

Vier kleine Auflaufförmchen ausfetten und die Masse einfüllen. In eine mit Wasser gefüllte flache Schale stellen und im Backofen bei 175 °C ca. 40 Minuten stocken lassen.

Zwischenzeitlich Kresse pürieren oder sehr klein schneiden.

Mit der sauren Sahne verrühren und mit etwas Salz und abgeriebener Zitronenschale abschmecken. Diese Sauce kalt zum Möhrenflan servieren.

Zum Möhrenflan passen hervorragend gedünsteter Brokkoli und Kartoffel-Sahne-Püree.

SPARGELLASAGNE

Zutaten für 4 Portionen: 9 Lasagneblätter • Salzwasser zum Kochen
1 kg grüner Spargel • 40 g Butter oder Reformhausmargarine
2 EL Vollkornmehl • 1/2 l Milch • 150 ml Sahne • 100 g geriebener
Käse • 1 Prise Meersalz • schwarzer Pfeffer • frischgeriebene
Muskatnuß • Fett für die Form

Lasagneblätter in leicht gesalzenem Wasser al dente kochen. Herausnehmen, kalt abspülen und abtropfen lassen. Spargel, wenn nötig, schälen, in leicht gesalzenem Wasser ebenfalls bißfest kochen.
Für die Sauce Butter oder Margarine erhitzen, Mehl leicht anschwitzen, Milch und Sahne zugeben. Unter Rühren aufkochen und ca. 3 Minuten köcheln lassen. Dann den Topf von der Platte nehmen und Käse einrühren, mit Salz, Pfeffer und Muskat würzen.
Eine Auflaufform ausfetten. Abwechselnd Lasagneblätter und Spargel einschichten. Die Sauce darüber gießen. Im vorgeheizten Backofen bei 200 °–225 °C ca. 20 Minuten überbacken.

COUSCOUSKÄSEKLÖSSCHEN AUF PAPRIKASCHAUM

Zutaten für 4 Portionen: 450 ml Gemüsebrühe • 1 Lorbeerblatt 200 g Couscous aus dem Reformhaus • 3 Eier • 100 g geriebener Käse • Muskat, frisch gerieben • Salzwasser • 2 rote Paprikaschoten 1 EL Crème fraîche • 1 EL Zitronensaft • schwarzer Pfeffer • 2 EL Kresse

Gemüsebrühe aufkochen, Lorbeerblatt und Couscous zugeben und ca. 8 Minuten garen. Einige Minuten ausquellen lassen. Lorbeerblatt entfernen, etwas abkühlen lassen. Eier, geriebenen Käse und Muskat vorsichtig unterrühren. Mit 2 Löffeln kleine Klößchen formen und in leicht kochendem Salzwasser ca. 10 Minuten garen.
Paprikaschoten in kochendem Wasser ca. 5 Minuten blanchieren. Haut abziehen, halbieren, entkernen und pürieren. Mit Crème fraîche, Zitronensaft und Pfeffer abschmecken. Die Sauce auf vorgewärmte Teller geben, Klößchen darauf verteilen und mit Kresse bestreuen.

BANANEN-MANDEL-CREME

Der Empfindungs-Entspannungs-Typ sollte die Sahne gegen Dickmilch austauschen.

Zutaten: 20 g Mandelstifte • 2 reife Bananen • Saft und Schale von 1 unbehandelten Orange • 2 EL Mandelmus • 1 Becher saure Sahne 2 EL Vollzucker

Mandeln kurz anrösten, auskühlen lassen. Bananen mit Orangensaft und -schale pürieren. Mandelmus, Sahne und Vollzucker zugeben und cremig rühren. In Schalen füllen und mit Mandeln bestreuen.

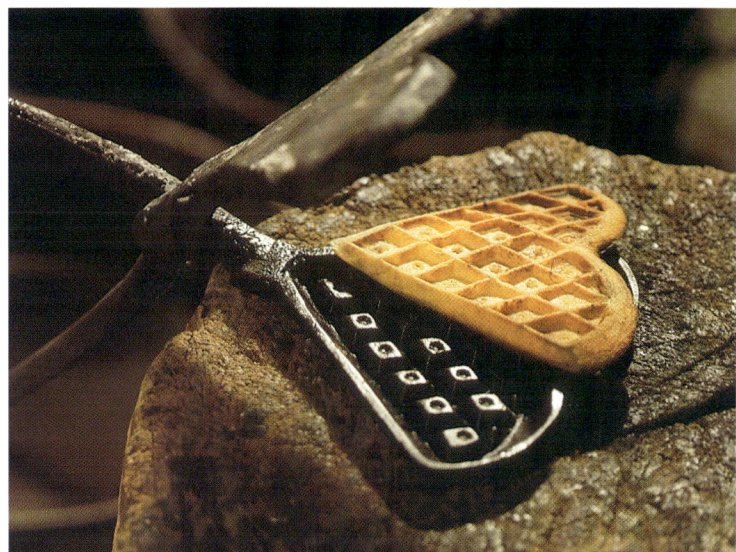

*Stellen Sie
Omas Waffeleisen
wieder in Dienst –
damit läßt sich
herrlich vielseitiges
Gebäck herstellen.*

ZUCCHINIGRATIN

Zutaten für 4 Portionen: *150 g Haferkörner •500 ml Gemüsebrühe
aus Extrakt •100 g geriebener Schnittkäse •3 EL Sahne •30 g Sonnenblumenkerne •2 EL körniger Senf •20 g Reformhausmargarine
2 Zwiebeln •2 Knoblauchzehen •500 g Zucchini •Meersalz
schwarzer Pfeffer •2 EL Tomatenmark*

Haferkörner in Gemüsebrühe aufkochen und ca. 30 Minuten kochen,
dann noch ca. 15 Minuten quellen lassen. Etwas abkühlen lassen. Die
noch warmen Körner mit Käse, Sahne, Sonnenblumenkernen und
Senf vermischen.

Pflanzenmargarine erhitzen und gewürfelte Zwiebeln und Knoblauch darin andünsten. In lange Streifen geschnittene Zucchini zugeben und ca. 5 Minuten bißfest dünsten. Mit Salz, Pfeffer und Tomatenmark abschmecken.

Zucchini in eine gefettete flache Auflaufform geben. Getreide-Käse-
Mischung darauf verteilen. Ca. 10 Minuten gratinieren oder im vorgeheizten Backofen bei 225 °C ca. 15 Minuten überbacken.

RADICCHIO IN GORGONZOLASAUCE GRATINIERT

Zum Radicchio mit Gorgonzolasauce passen, wenn er als Vorspeise gereicht wird, frische Vollkornbrötchen mit Knoblauchbutter. Er eignet sich auch als Beilage zu Fleisch.

Zutaten für 1 Portion: 2 kleine Radicchioköpfe • 100 g Crème fraîche 50 ml Milch • Muskatnuß, frisch gerieben • Meersalz schwarzer Pfeffer • 100 g Gorgonzola • 2 EL Sonnenblumenkerne

Radicchio halbieren und 1–2 Minuten in kochendem Salzwasser blanchieren. Crème fraîche mit warmer Milch verrühren und mit Muskat, Meersalz und schwarzem Pfeffer abschmecken. Die abgetropften Radicchiohälften in eine gefettete Auflaufform setzen und die Sauce darüber gießen. Gorgonzola kleinschneiden und die Stücke gleichmäßig verteilen. Mit Sonnenblumenkernen bestreuen und im vorgeheizten Backofen bei 200 °C ca. 15 Minuten gratinieren.

SESAMWAFFELN

Zutaten für 8 Stück: 250 g Weizenvollkornmehl • 100 g Sesamkörner 20 g Trockenhefe • Meersalz nach Geschmack • 100 g Reformhausmargarine oder Butter • 250 ml Milch • 3 Eier • 3 EL Vollzucker

Weizenvollkornmehl, die Hälfte des Sesams, Hefe, Meersalz, flüssiges Fett, Milch, Eier und Zucker zu einem nicht zu dünnen, aber flüssigen Teig verrühren. 20–30 Minuten gehen lassen.
Das Waffeleisen vorheizen, einfetten und mit Sesamkörnern bestreuen. Den Teig mit einer Schöpfkelle hineingeben, das Eisen zusammenklappen und den Teig 5–7 Minuten backen (wenn sich das Waffeleisen regulieren läßt, dann auf mittlerer Stufe backen).

PFIRSICHSOUFFLÉ

Zutaten: 1–2 reife Pfirsiche • 2 Eier, getrennt • Schale 1 ungespritzten Zitrone • 40 g Vollzucker • 1 Prise echte Vanille 2 EL gemahlene Mandeln • 200 g Quark, 20% Fett

Pfirsiche kurz in kochendes Wasser tauchen, enthäuten und in dünne Scheiben schneiden. Eigelb mit Zitronenschale, Vollzucker und Vanille cremig schlagen. Mandeln zugeben, Quark einrühren. Eiklar steif schlagen und vorsichtig unter die Quarkmasse heben. Pfirsich-scheiben in gefettete Auflaufform legen und die Quarkmasse darauf verteilen.

Im vorgeheizten Backofen bei 180 °–200 °C ca. 45 Minuten über-backen. In kleinen Förmchen benötigt das Soufflé 25–30 Minuten.

NUDEL-CHAMPIGNON-AUFLAUF

Zutaten für 4 Portionen: 400 g Vollkornbandnudeln • 60 g rote Linsen • 20 g Butter oder Reformhausmargarine • 1 mittelgroße Zwiebel • 50 g Cashewkernbruch • 250 g Champignons • 1 Tasse Gemüsebrühe aus Extrakt • Fett für die Form • 2 Eier • 1 Becher Crème fraîche • 1 Tasse Milch • 1 Prise Meersalz • Muskatnuß 40 g geriebener Emmentaler • 2 EL Vollkornsemmelbrösel

Nudeln kochen und abgießen. Linsen ca. 10 Minuten kochen und ab-gießen. Fett erhitzen, gewürfelte Zwiebel und Cashewkernstücke darin anbräunen.

Gewaschene und kleingeschnittene Champignons zugeben und mit Gemüsebrühe angießen. Ca. 10 Minuten dünsten.

Eine Auflaufform ausfetten, Nudeln mit Linsen und Champignons mischen und einschichten.

Eier mit Crème fraîche und Milch verquirlen, würzen und über den Auflauf gießen.

Käse und Semmelbrösel mischen und darüber streuen. Im vorgeheiz-ten Backofen bei 200 °C ca. 40 Minuten backen.

Nüsse gelten wegen ihres hohen Eiweiß- und Fettgehaltes als ein hochwertiges Nahrungsmittel, sind aber auch enorm kalorienreich.

BIRNENKUCHEN MIT NUSSGUSS

Zutaten für ca. 20 Stücke; Teig: 200 g Quark, 20% Fett 60 g Vollzucker • 1 Päckchen Vanillezucker • Saft und Schale 1 unbe-handelten Zitrone • 1 Eigelb • 1 Tasse Milch • 6 EL kaltgepreßtes Pflanzenöl • 1 Prise Meersalz • 350 g Weizenmehl Type 1050 1 Päckchen Weinsteinbackpulver • Fett für das Blech *Belag:* 1,5 kg kleine, saftige Birnen • 50 g grobgehackte Haselnüsse 2 Becher Crème fraîche (300 g) • 100 ml Sahne 2 EL Haselnußmus • 3 Eier • 7 EL Vollzucker

Quark mit Zucker, Vanillezucker, Zitronensaft und Schale, Eiweiß, Milch, Öl und Salz verrühren.

Mehl mit Backpulver mischen und unterkneten, bis ein geschmeidiger Teig entsteht. 1 Stunde kalt stellen, dann auf einem gefetteten Backblech ausrollen.

Birnen schälen, Kerngehäuse entfernen, achteln und mit Zitronensaft beträufeln.

Statt Haselnußmus können Sie auch Mandelmus oder geriebene Mandeln verwenden.

Haselnüsse auf dem Teig ausstreuen, die Birnenachtel darauf verteilen. Crème fraîche, Sahne, Haselnußmus, Eier und 5 EL Zucker miteinander verrühren und über die Birnen gießen.

Im vorgeheizten Backofen bei 200 °C ca. 15 Minuten, dann bei 175 °C weitere 40 Minuten backen.

Kurz vor Ende der Backzeit den restlichen Zucker über die Birnen streuen, leicht karamelisieren lassen.

Das Müsli für den Empfindungstyp

FEINES FLOCKENMÜSLI

Zutaten:
1 Becher saure Sahne, 150 g • 1 Becher Joghurt, 150 g
1 TL Honig oder Ahornsirup • 1 Prise Vanille • 1 Prise Zimt
1 Apfel • 1 Banane • 1 EL Haselnußmus • 1 EL Leinsamen

Sahne und Joghurt gut miteinander verrühren. Mit Honig oder Ahornsirup, Vanille und Zimt abschmecken.

Apfel schälen und fein reiben, Banane zerdrücken und zusammen mit dem Haselnußmus und Leinsamen vorsichtig zugeben. Alles miteinander verrühren.

Diese Grundlage können Sie nun nach Belieben mit Hafer-, Weizen- oder sonstigen Getreideflocken auffüllen.

Tip

Falls Sie Müsli nicht zum Frühstück mögen, essen Sie es als schnell zuzubereitende Mittagsmahlzeit – vor allem im Sommer ist es gut geeignet.

Empfehlungen zur Stärkung und Vorbeugung typischer Funktionsstörungen

Empfindungstypen neigen zu einem schlanken, feingliedrigen Körperbau. Es besteht eine Tendenz zu Schwächezuständen (z. B. Bindegewebsschwäche, Verdauungsschwäche), Infektionsanfälligkeit, niedrigem Blutdruck und Nervosität.

Bewegung

Daher sind allgemein kräftigende (tonisierende) und die Ausdauer fördernde Übungen (Joggen, Walking, Radfahren) gut geeignet. Die Muskelkräftigung sollte beim Empfindungstyp allerdings mehr durch gymnastische Übungen, auch in Verbindung mit Musik, weniger mit Hilfe von Geräten, erfolgen.

Anregung und Entspannung

Zur Kreislaufanregung und Gefäßstärkung sind Kneippsche Anwendungen, Wechselduschen und regelmäßige Saunabesuche sehr zu empfehlen. Bei stark trockener Haut sollten die Saunagänge reduziert oder zumindest sollte viel getrunken werden, da sehr viel Feuchtigkeit entzogen wird. Ein gezieltes Entspannungstraining, z. B. autogenes Training oder regelmäßige Meditation, wirkt der Empfindungstypen eigenen Nervosität und Übererregbarkeit entgegen.

Organstärkung und Nahrungsergänzung

Zur Stärkung des Bindegewebes und des Abwehrsystems sind vor allem Vitamin-C-reiche Lebensmittel und natürliche Nahrungsergänzungsmittel (Acerola, CamuCamu, Holunder, Sanddorn) zu empfehlen. Sie sind dem synthetischen Vitamin C überlegen, da die in ihnen enthaltenen Flavonoide die Wirkung auf das Bindegewebe verstärken. Bindegewebsstärkend wirken auch Kieselsäurepräparate, die das Spurenelement Silizium enthalten.

Bei einer familiären Neigung zu Krampfadern sind täglich zwei Tassen Buchweizenkrauttee zu empfehlen.

Besonders Frauen, die dem Empfindungstyp zuzuordnen sind, also sehr zart gebaut sind, haben ein wesentlich höheres Risiko, später einmal an Osteoporose (Knochenschwund) zu erkranken. Bei der

Ob eine Neigung zu Osteoporose besteht, kann der Arzt heutzutage schon vor den Wechseljahren feststellen, indem er eine Messung der Knochendichte vornimmt. Eine Vorsorgeuntersuchung lohnt sich also!

Osteoporose kommt es nach den Wechseljahren zu einem übermäßigen Abbau von Knochensubstanz, was zu einer erhöhten Bruchanfälligkeit führt. Sie sollten daher frühzeitig eine Kräftigung der Knochen betreiben.

Viele Reformhäuser bieten heute kostenlos eine Hautberatung an. Fragen Sie einfach nach!

Wichtig hierfür sind Bewegung an der frischen Luft sowie eine gute Vitamin-D- und Kalziumversorgung. Diese wird durch Milch- und Milchprodukte gewährleistet. Für die körpereigene Vitamin-D-Bildung ist eine genügende Lichteinstrahlung notwendig. Kunstlicht reicht dafür aber nicht aus. Sorgen Sie deshalb dafür, daß Sie öfter mal in die Sonne kommen – ohne sich allerdings durch direkte Bestrahlung einen Sonnenbrand zu holen!

Verdauungspflege

Empfindungstypen, die unter Verdauungsbeschwerden, Appetitlosigkeit oder Blähungen leiden, sollten vor dem Essen einen bitter schmeckenden Tee, ein Tonikum mit bitterstoffhaltigen Pflanzenextrakten oder einen Aperitif trinken. Die Bitterstoffe regen Appetit und Verdauungssaftproduktion an, so daß die Speisen besser verdaut und desinfiziert werden können.

Bitterstoffhaltige Pflanzen sind z. B. Wermut, Enzian, Tausendgüldenkraut, Kalmus, Löwenzahn und Schafgarbe. Nach dem Genuß von schwerverdaulichen, fettreichen Speisen hilft ein »Bittermittel« aus diesen Pflanzen auch nach dem Essen.

Allgemeine Stärkung

Zur allgemeinen Stärkung und Kräftigung des Organismus sind Tonika, z. B. Ginseng, Eleutherokokkus, aber auch Multivitaminpräparate gut geeignet.

Bezüglich seines Lebensrhythmus ist es für den Empfindungstyp und besonders auch für den Empfindungs-Bewegungs-Typ generell wichtig, ein Gleichgewicht zwischen An- und Entspannungsphasen zu erreichen.

Seine Tendenz zur Überforderung und Rastlosigkeit kann durch Ruhephasen und Regelmäßigkeit im Tagesablauf abgemildert werden.

Kosmetiktips

Die Haut vieler Empfindungstypen neigt zu Trockenheit und ist besonders empfindlich gegen Reize, vor allem durch Kälte. Auch rauhe Stellen und aufgerissene Mundwinkel sind keine Seltenheit. Für Sie sind deshalb sorgfältige Pflege und Schutz besonders wichtig. Bevorzugen Sie Kosmetik aus dem Reformhaus, die sich durch einen hohen Gehalt an natürlichen Fetten und Ölen (Vitamin E) und anderen wertvollen Inhaltsstoffen auszeichnet. Auf den Zusatz von Mineralölen und Substanzen von toten Tieren wird hierbei verzichtet.

Viel frische Luft und ausreichend Schlaf sind die beste Voraussetzung für eine gesunde Haut und helfen, viele Kosmetika einzusparen.

- Achten Sie bei Tages- und Nachtcremes auf ein ausgewogenes Verhältnis zwischen Fett und Feuchtigkeit.
- Verwenden Sie im Winter, wenn Sie nach draußen gehen, auch am Tag eine Nachtcreme oder eine sehr fetthaltige Tagescreme, da sie mehr Schutz vor aggressiver Kälte bietet. Auch Gesichtspflegeöle mit Karotin sind empfehlenswert.
- Verwenden Sie statt Gesichtswasser Feuchtigkeitsspender, und tragen Sie diese unter der Tages- oder Nachtcreme auf.
- Gönnen Sie sich regelmäßig ein- bis zweimal pro Woche eine feuchtigkeitsspendende Maske.
- Als Intensivkurpflege sind Ampullenpräparate besonders empfehlenswert, die die Haut mit den nötigen Aktivstoffen versorgen. Sie ergänzen die tägliche Pflege in optimaler Weise.
- Wenn Sie dem Mischtyp Empfindung-Bewegung entsprechen, gilt auch für Sie, daß Sie besonders sorgfältig mit Ihrer Haut umgehen. Sie benötigen nicht soviel Schutz vor Kälte im Winter, müssen jedoch im Sommer auf stärkeren Sonnenschutz achten.
- Kosmetik von innen heißt für Sie trinken, trinken, trinken.
- Beruhigende und hautpflegende Ölbäder mit Lavendel, Melisse, Baldrian und Hopfenzusätzen oder ein Molkebad (ein bis zwei Liter Molke ins Badewasser geben) tun Ihrer Haut gut und üben eine beruhigende Wirkung aus.
- Tägliche Pflege mit Bodylotion oder hochwertigen Hautfunktionsölen, besonders an Rücken, Ellenbogen und Knien, verhindert rauhe und dadurch anfällige Haut.
- Planen Sie ab und zu ein Schönheitswochenende für sich ein. Lassen Sie sich massieren, und gestalten Sie die Atmosphäre Ihrer Räume mit beruhigenden Duftölen (Lavendel, Jasmin, Rose).

Ratgeber für den Bewegungstyp

Empfehlungen zur Ernährung

Diese Richtlinien gelten auch für den Bewegungs-Empfindungs-Typ und den Bewegungs-Entspannungs-Typ.

Viel, schnell, plötzlich

Der Bewegungstyp ist eher spontan und abenteuerlustig und hat wenig Lust, sich mit seiner Ernährung auseinanderzusetzen. Er probiert gern Neues aus, doch wenn er hungrig ist, muß das Essen auf den Tisch – sofort. Werden seine Gelüste nicht auf der Stelle befriedigt, verliert er die Lust. Oft ißt er völlig unbewußt und schlingt alles in sich hinein. Es ist ihm dann auch nicht wichtig, was auf den Tisch kommt. Hauptsache, es geht schnell und ist praktisch.

Grundsätzliches

Probieren Sie es aus: Manchmal brauchen Fertiggerichte genauso lang wie eine eher einfach zuzubereitende Mahlzeit. Diese ist daneben billiger und gesünder.

Bewegungstypen sollten sich mehr Zeit zum Essen nehmen und aus einer Mahlzeit bewußt eine entspannende Angelegenheit (damit die Zeit auch noch anderweitig genutzt werden kann, vielleicht doch mit einer Zeitung) machen. Sie sollten sich besonders ausführlich mit dem Ernährungstest befassen, denn so bekommen sie für die Lebensmittelqualität ein besseres Gefühl und können dies beim Einkauf auch aufgrund der Zutatenliste berücksichtigen.

- Wichtig ist, daß Bewegungstypen regelmäßig essen, also weder Berge von Essen verschlingen noch krampfhaft darben. Beides tut ihnen nicht gut. Die Mahlzeitenzahl bestimmen sie selber, es kann drei- oder fünfmal am Tag sein.
- Durch ihre große Aktivität müssen Bewegungstypen bei der Zusammenstellung ihrer Nahrung nicht sehr auf Kalorien und Fett achten. Sie sollten bevorzugt kohlenhydrathaltige Nahrungsmittel in Form von Vollkornprodukten, Kartoffeln, Gemüse, Obst und Trockenobst verzehren. Das sind ideale Energiespender und wegen der wertvollen Begleitstoffe wie Vitamine, Mineralstoffe und Ballaststoffe auch noch äußerst gesund.

Auch wenn die meisten Bewegungstypen sportlich sind, ist es nicht nötig, vermehrt Eiweiß zu essen. Ein gutes Essen hängt nicht von komplizierten Rezepturen ab, deshalb sollten sie eher einfach zuzubereitende Mahlzeiten auswählen. Die meisten Bewegungstypen haben einen »gesunden Hunger«. Sie lieben eher kräftige Mahlzeiten, wollen die Zutaten noch sehen und lehnen deshalb pürierte, passierte oder sonstwie verfeinerte Mahlzeiten ab.

Frühstück

Das Frühstück sollte öfter aus Müsli mit frischgeschroteten oder gekeimten Körnern oder groben Flocken bestehen, welche mit Trockenfrüchten, Nüssen, Rosinen und Milch oder Sauermilch zubereitet sind. Einfacher und gesünder geht es nicht. Wenn Eile angesagt ist, tut's auch ein Fertigmüsli. Schon eine kleine Portion bringt lang anhaltende Sättigung und ausreichend Energie für Stunden.

Falls Brot und Brötchen bevorzugt oder abgewechselt werden sollen, kann grobes Vollkornbrot mit ganzen Körnern, auch Pumpernickel und Fladenbrot, jeweils mit kräftigen Käsesorten, oder ab und zu mit Schinken belegt sein. Auch pikante, fetthaltige Brotaufstriche und Spiegeleier sind beliebt.

Bewegungstypen gehören oft zu den Liebhabern von Süßem. Genau hierfür bietet sich eine ganze Palette von delikaten, fruchtigen Brotaufstrichen, Nußmus, Erdnußcreme und Nußnougatcreme an. Auch Waffeln und Pfannkuchen mit Früchten und Sahne kommen beim zweiten Frühstück oder zwischendurch gut an und sind für den Bewegungstyp genau richtig.

Der Bewegungs-Empfindungs-Typ sollte besonders auf die Bekömmlichkeit achten. Wenn er grobe Getreidegerichte zum Frühstück nicht verträgt, sollte er ein Flockenmüsli und leichte Brotsorten bevorzugen.

Hauptmahlzeiten

Zu den Hauptmahlzeiten ist Rohkost aus Wurzeln, Knollen und Salat sehr beliebt. Ob als Vorspeise oder zum Hauptgang – die Hauptsache, frisch und lecker zubereitet.

- Suppen sind meist nur im Winter, aber auch mehr als kräftige Eintöpfe aus Gemüse, Kartoffeln, Getreide und Nudeln mit Tofu oder Fleischeinlage, gefragt.
- Bei der Gemüseauswahl sollte den Vorlieben gefolgt werden. Meist sind es kräftige Wurzeln und Knollengemüse, auch Sauerkraut und milchsauer vergorene rote Bete.

Der Bewegungs-Entspannungs-Typ sollte mit fetthaltigen Speisen wie Sahne, Nußnougatcremes und süßen Gerichten zurückhaltend sein.

163

Glücklicher Bewegungstyp! Er kann sich aufgrund seiner Veranlagung ohne weiteres ein süßes Dessert zum Nachtisch gönnen, ohne daß er gleich zunimmt.

- Falls das Essen von Artischocken nicht zu mühsam ist, wäre dies, mit leckeren Dips serviert, eine Bereicherung des Speiseplans.
- Beliebt sind Saucen, vor allem kräftige Tomatensaucen, auch Ragouts und Gulasch. Dazu passen Kartoffeln, Rösti, gut zubereitete Bratkartoffeln, Nudeln in jeder Form und Menge, bevorzugt aus Vollkorn, auch Getreidebeilagen aus Grünkern, Graupen, Dinkel, Weizen und natürlich auch Reis.
- Fleisch aus artgerechter Tierhaltung, Wild und Fisch können für Abwechslung sorgen, sollten jedoch nicht überbetont werden.
- Desserts sind für den Bewegungstyp ganz wichtig und überaus beliebt – egal ob Frucht, Quarkdesserts, Grützen, Pudding, Strudel, Buchteln, süße Aufläufe und Soufflés.
- Bezüglich der Menge sollte der Bewegungs-Entspannungs-Typ bewußt maßhalten, da er stärker zur Gewichtszunahme neigt als der reine Bewegungstyp oder der Bewegungs-Empfindungs-Typ.
- Der Bewegungs-Empfindungs-Typ dagegen beschränkt sich eher unbewußt.

Energie für zwischendurch

Für unterwegs, im Auto, beim Sport, im Job und auch am Schreibtisch sind Nüsse, Trockenfrüchte oder Studentenfutter, Frucht- und Nußschnitten, Vollkornkekse und Waffeln geradezu ideal. Sie sind energiereich und müssen nicht erst zubereitet werden.

Frisches Obst, Obstjoghurt, Vanillejoghurt, Milchmixgetränke, Schnellmüsli, Quarkspeisen mit Nußmus und Nüssen oder, wenn es pikant sein soll, gestiftetes Gemüse mit feinen Saucen oder gefüllte Gurken, Tomaten oder Zucchini, auch Gemüsehefebrühe mit Vollkorntoast oder Cracker schmecken hervorragend.

Der Bewegungs-Entspannungs-Typ sollte mehr Obst und pikante Kleinigkeiten statt Nüsse und Süßigkeiten bevorzugen.

Wichtig ist für den Bewegungstyp und den Bewegungs-Empfindungs-Typ, daß die Pausen zwischen den Mahlzeiten nicht zu lange sind und immer etwas zur Verfügung steht.

Trinken

Bewegungstypen verlieren mehr Flüssigkeit, deshalb sollten sie ihrem Durst entsprechend viel trinken. Bevorzugt werden sollten Mineralwasser mit wenig Kohlensäure und hohem Kalium- und Magnesiumgehalt, Fruchtsäfte in allen Variationen pur oder verdünnt.

Gleichermaßen empfehlenswert sind Früchte- und Kräutertees mit Honig, Kakaoschalentee, Milchkaffee, Eiskaffee (auch aus Getreidekaffee) mit viel Milch und Sahne.

Selbsthergestellte Vitamindrinks aus – beispielsweise – Zitronensaft, Karottensaft, Aprikosensaft, Weizenkeimen oder Weizenkeimöl mit etwas Sahne und Honig tun dem Bewegungstyp auf jeden Fall gut.

Sauermilchprodukte sind – gemixt mit Fruchtsäften, Früchten oder pur – ein ideales Getränk. Im Sommer sind Buttermilch, Fruchtmolke und Eistee die besten Durstlöscher. Auch bittere Getränke wie Grapefruitsaft sind für den Bewegungstyp ideal.

Weitere Zubereitungs- und Ernährungstips

- Wenn eine Getreidemühle vorhanden ist, empfiehlt es sich, die Körner für das Müsli oder zum Backen selber zu mahlen.
- Müsli sollte immer frisch zubereitet und – falls es mit zur Arbeit genommen werden sollte – luftdicht verschlossen werden.
- Es macht Spaß, Sprossen und Keime selber zu ziehen, ist völlig unkompliziert, und das Ergebnis schmeckt köstlich. Keime und Sprossen können überall darüber gestreut werden, sie schmecken auch auf Butterbrot.
- Frischkost und Salate sollten mit Zitrone oder mildem Essig und hochwertigen, kaltgepreßten Ölen zubereitet werden.
- Dem Würzen kommt eine besondere Bedeutung zu: Neben Pfeffer und Salz gibt es wunderbare Kräuter und Gewürze, und der Phantasie sind keine Grenzen gesetzt.
- Überall, wo es geschmacklich paßt, sollten frische, gehackte Kräuter verwendet werden; sie werten die Speisen nicht nur geschmacklich, sondern auch mit Vitaminen auf.
- Falls der Bewegungstyp oder der Bewegungs-Entspannungs-Typ einige Kilogramm abnehmen möchte, kann er dies vor allem im Sommer mit Obst und Rohkost tun. Für zwei bis drei Tage ausschließlich Obst oder Gemüse, Gemüse ohne Salz und nur mit wenig hochwertigen Pflanzenölen zubereitet.
- Strenges Fasten ist für den Bewegungstyp nicht die ideale Methode, um abzunehmen. Es eignet sich – wenn überhaupt – eher für Bewegungs-Entspannungs-Typen.

Das Schlemmermenü für den Bewegungstyp

- Feldsalat mit Croûtons
- Hasenrückenfilet mit Holundersauce oder (vegetarische Variante): Austernpilz-Preiselbeer-Ragout mit Haselnußnudeln
- Honigparfait

Ein Parfait ist eine aus geschlagenem Eigelb, geschlagener Sahne und aromatischen Zusätzen (klassischerweise Kaffee-Extrakt) hergestellte Nachspeise, die gefroren oder im Kühlschrank erstarrt serviert wird.

Die saftgrünen Pflänzchen des Feldsalats sind schon optisch ein Augenschmaus, und der nussig knusprige Geschmack stimmt Sie vollends ein auf dieses köstliche Menü. Das kräftige Hasenfilet in Kombination mit lieblicher Holundersauce wird Sie faszinieren. Falls Sie kein Fleisch mögen, lassen Sie sich von der vegetarischen Variante überraschen.

Die grobgehackten Haselnüsse und Nudeln sind ideale Energiespender und passen zum Hasenrücken genauso wie zum Pilzragout. Lassen Sie bei diesem Gericht die Flasche mit dem alten, schweren Rotwein lieber im Keller – ein leichter, fruchtiger Montepulciano oder ein Chianti ist für dieses Essen genau richtig. Zur Vorspeise kann es auch ein Bier sein. Zum Abschluß freuen Sie sich auf das Parfait. Honig regt die Sinne an, und falls Sie diesen lieblichen Geschmack noch unterstreichen wollen, trinken Sie danach einen Likör oder einen süßen Dessertwein.

Rezepte für den Bewegungstyp

Die Rezepte sind für zwei Personen, falls nicht anders angegeben.

SAUERKRAUTFRISCHKOST MIT ANANAS

Zutaten: 400 g Frischkostsauerkraut aus dem Reformhaus 2 Scheiben Ananas • 3 EL Ananassaft • 2 EL kaltgepreßtes Sonnenblumenöl • schwarzer Pfeffer

Sauerkraut kleinschneiden, Ananas würfeln. Beides mit Ananassaft, Öl und Pfeffer vermischen. Kalt servieren. Dazu paßt warmes Vollkornbaguette.

WEIZENSCHROTMÜSLI MIT SOMMERFRÜCHTEN

Zutaten: *6–8 EL grobgeschroteter Weizen, einige Stunden in Buttermilch eingeweicht • 400 ml Dickmilch • 2 EL Honig oder Ahornsirup aus dem Reformhaus • 1 Pfirsich • 100 g Erdbeeren 100 g Himbeeren • eventuell 2 EL Zitronensaft • 2 EL Mandelstifte*

Weizenschrot mit Dickmilch und Honig oder Ahornsirup verrühren. Pfirsich und Erdbeeren kleinschneiden, mit Zitronensaft beträufeln. Zusammen mit den Himbeeren zu der Dickmilch geben. Mandeln darüber streuen.

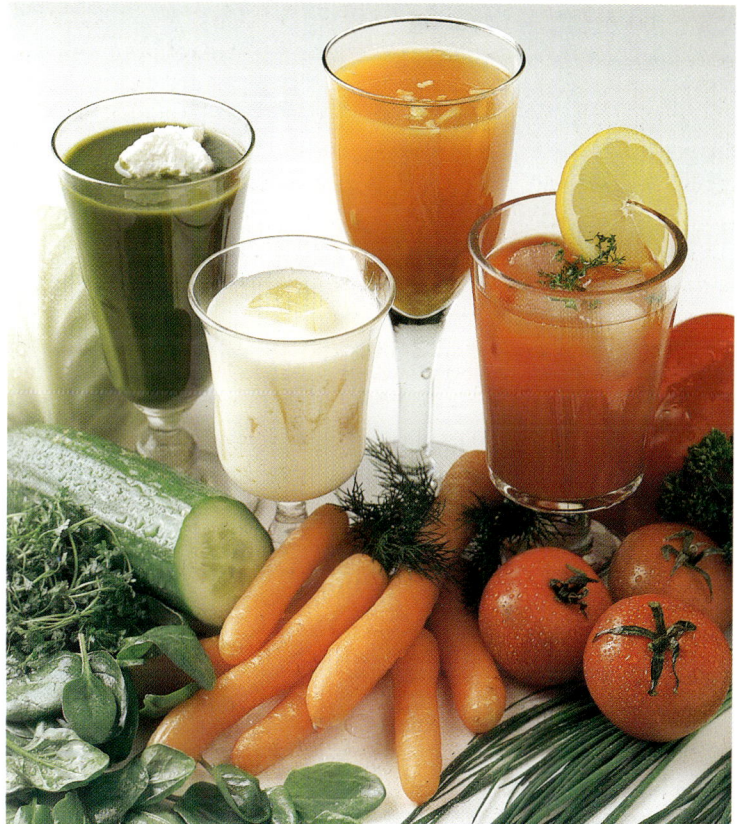

Gesunde Drinks können Sie aus jedem Obst herstellen, das sich im Mixer zerkleinern läßt. Gemüse und Kräuter ergeben pikante Saucen und Dips.

FITNESSDRINK

Zutaten für 1 Portion: *100 ml Möhrensaft • 200 ml Aprikosen-nektar • Saft von 1 Zitrone • 1 EL Erdnußmus • 1 Schuß Mineral-wasser mit Kohlensäure • 2 Melisseblätter*

Alle Zutaten gut miteinander verrühren. Gekühlt servieren.

REISSALAT

Zutaten: *250 g Langkorn-Naturreis • 1 l Gemüsebrühe aus Cenovis Hefebrüheextrakt • 1 Bund Radieschen • 2 mittelgroße Möhren • 1 Bund Schnittlauch oder 3 EL selbstgezogene Alfalfasprossen • 3 EL Balsamico-Essig • 1 TL Senf • Meersalz schwarzer Pfeffer • Pikata • 4 EL kaltgepreßtes Sonnenblumenöl 4 EL Kürbiskerne*

Reis in Gemüsebrühe ca. 40–45 Minuten kochen, abtropfen und aus-kühlen lassen. Radieschen und Möhren in dünne Scheiben oder Stif-te schneiden. Schnittlauch schneiden bzw. Sprossen abspülen. Essig, Senf, Salz, Pfeffer, Pikata und Öl miteinander verrühren und mit den übrigen Zutaten mischen. Ca. 20 Minuten durchziehen lassen. Kürbiskerne ohne Fett kurz anrösten, den Salat damit bestreuen.

ROSENKOHLEINTOPF

Zutaten: *400 g Rosenkohl • 250 g Kartoffeln • 1 kleine Zwiebel 1 EL Butter bzw. Reformhausmargarine • 1 l Gemüsebrühe aus Extrakt Meersalz • frischgemahlener Pfeffer • Muskatnuß • 1 Becher Crème fraîche (150 g) • 150 g Tofu, geräuchert • 1 Stengel glatte Petersilie*

Der Bewegungs-Empfindungs-Typ sollte sich ein feineres Gemüse, z. B. Möhren, aussuchen.

Rosenkohl putzen, waschen und halbieren, Kartoffeln und Zwiebel schälen und würfeln. Alles in heißem Fett anbraten.
Mit Gemüsebrühe auffüllen und mit Salz, Pfeffer und geriebener Muskatnuß abschmecken. Ca. 20 Minuten kochen. Crème fraîche mit etwas heißer Brühe verrühren, Tofu in kleine Würfel schneiden und beides zur Suppe geben. Mit gehackter Petersilie bestreuen.

Kartoffel-Möhren-Rösti

Zutaten: ca. 250 g gekochte Kartoffeln • 250 g Möhren
1 mittelgroße Zwiebel • 2 EL Vollkornsemmelbrösel • 1 großes Ei
1 Prise Meersalz • 2 EL kurz angeröstete Sonnenblumenkerne
ungehärtetes Kokosfett zum Braten

Kartoffeln und Möhren grob reiben, Zwiebeln halbieren und in sehr dünne Scheiben schneiden.
Vollkornsemmelbrösel, Ei, Meersalz und Sonnenblumenkerne zugeben und alles gut vermischen.
Ca. 15 Minuten durchziehen lassen und dann in heißem Fett nacheinander kleine Rösti goldgelb braten. Dazu paßt Blattspinat.

Spaghetti mit Walnusssauce

Zutaten für 4–6 Portionen: ca. 1 kg Spaghetti • Salzwasser
Sauce: 6 Scheiben Vollkorntoast ohne Rinde • 300 ml kalte
Gemüse- oder Fleischbrühe • 200 g Walnüsse • Meersalz
schwarzer Pfeffer • 400 ml Sahne • 2 EL Zitronensaft
etwas abgeriebene Schale 1 unbehandelten Zitrone

Der Bewegungs-Entspannungs-Typ sollte statt der Walnußsauce eher eine Tomatensauce bevorzugen.

Toast würfeln und in der Brühe einweichen. Walnußkerne zugeben und mit den übrigen Zutaten im Mixer oder mit dem Pürierstab pürieren. Die Sauce wird kalt zu den heißen, al dente gekochten Spaghetti serviert.

Tofu-Gemüse-Taschen

Zutaten für 4 Portionen: (braucht etwas Zeit)
Teig: 350 g Kartoffeln • 300 g Kartoffeln, am Vortag gekocht
1–2 Eier • 50 g Weizenvollkornmehl • 50 g Buchweizenmehl
1 Prise Meersalz • Pfeffer • Muskatnuß
Füllung: 1 Möhre • 1 kleine Lauchstange • 1 EL ungehärtete
Pflanzenmargarine • 2 EL geschnittener Schnittlauch • 125 g Tofu
1 Eigelb • Hefewürze • Mehl für die Arbeitsfläche • 1 Eiweiß zum
Bestreichen • ungehärtetes Kokosfett zum Braten

Tofu ist gepreßte Sojabohnen- masse, die wegen ihres hohen Eiweißgehalts und der geringen Kalorienwerte ein wertvolles Ersatz- oder Ergänzungs- nahrungsmittel darstellt.

Rohe Kartoffeln schälen und grob in kaltes Wasser reiben. Abgesetzte Kartoffelstärke entfernen. Alles durch ein Sieb gießen und fest ausdrücken. Gekochte Kartoffeln reiben, zu den rohen geben. Mit Ei, Mehl, Salz, Pfeffer und Muskat mischen, zu einem glatten Teig kneten. Möhre schälen, Lauch sehr fein schneiden und in heißem Pflanzenfett kurz andünsten.

Tofu sehr fein bröseln und mit Gemüse, Schnittlauch, Ei und Hefewürze verkneten. Kartoffelteig auf einer bemehlten Arbeitsfläche etwa 1/2 cm dick zu einem Rechteck ausrollen. 8 Quadrate ausschneiden. Tofu-Gemüse-Füllung darauf verteilen. Die Ränder mit Eiweiß bestreichen. Teigflächen zusammenklappen und die Ränder gut festdrücken. In heißem Fett von beiden Seiten goldgelb braten.

POLENTASCHNITTEN AUF HEIDELBEERSAUCE

Zutaten: 1/2 l Milch • 1 Päckchen Vanillezucker • Schale 1 unbehandelten Zitrone • 1 Prise Meersalz • 100 g Polenta (Maisgrieß) 1 Ei • 4 EL gehackte, leicht angeröstete Haselnüsse • 2 EL Honig ungehärtetes Kokosfett zum Braten • 200 ml Heidelbeersaft 1 Meßbecher Biobin (Johannisbrotkernmehl)

Milch mit Vanillezucker, Zitronenschale und Meersalz aufkochen. Maisgrieß einstreuen und bei geringer Energiezufuhr 20–30 Minuten garen (Vorsicht, die Polenta brennt leicht an). Ei, 3 EL gehackte Haselnüsse und Honig unterrühren, auf einer glatten Arbeitsfläche etwa 2 cm dick ausstreichen.

Ca. 60 Minuten auskühlen lassen. Rauten oder Dreiecke schneiden und in heißem Fett von beiden Seiten braten.

Heidelbeersaft mit Biobin andicken und als Fruchtsauce zu den Polentaschnitten servieren. Mit den restlichen Haselnüssen bestreuen.

HASELNUSSBLINIS

Zutaten für 4 Portionen: 1/2 Glas Preiselbeeren 125 g Buchweizenmehl • 1 TL Trockenhefe • 80 ml lauwarme Milch 2 Eier, getrennt • 1 EL Honig • 1 Päckchen Vanillezucker 2 EL gehackte Haselnüsse • Fett für die Pfanne

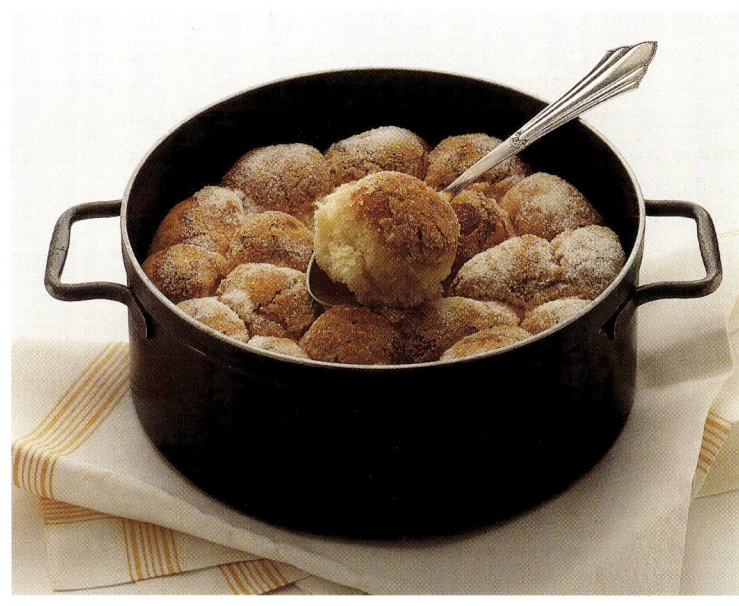

**So herrlich gold-
braun kommen
die Buchteln aus
dem Ofenrohr.
Geschmacklich
sind sie jedem
Fertiggericht
überlegen.**

Preiselbeeren abtropfen lassen. Mehl mit Hefe, Milch, Eigelb, Honig und Vanillezucker verrühren. Ca. 1/2 Stunde quellen lassen. Eiklar steif schlagen und mit den Nüssen vorsichtig unter den Teig heben. Kokosfett in der Pfanne erhitzen, ein Viertel des Teiges hineingeben, kurz anbraten, ein Viertel der Preiselbeeren darauf verteilen. Die Blinis von beiden Seiten goldgelb braten. Schlagsahne paßt gut dazu.

BUCHTELN MIT GEMISCHTEN TROCKENFRÜCHTEN

Zutaten für 4 Portionen: 350 g Vollkornmehl • 1/2 Päckchen Trockenhefe • 200 ml Milch • 3 EL Honig • abgeriebene Schale 1 un- behandelten Zitrone • 50 g zerlassene Butter • 1 Ei • 1 Prise Meersalz 150 ml Milch • 50 ml Sahne • 2 Päckchen Vanillezucker 200 g gemischte Trockenfrüchte, in wenig Wasser eingeweicht Saft 1 Zitrone

Mehl mit Hefe, Milch, Honig, Zitronenschale, Butter, Ei und Meer- salz verrühren. Gut durchkneten und 30–40 Minuten gehen lassen.

**Diese Buchteln
sind verwandt
mit den im
süddeutschen
Raum
verbreiteten
Rohr- und
Dampfnudeln.
Sie lassen sich
auch als
Kuchenersatz
zum Kaffee
reichen.**

171

Nochmals durchkneten und 4–6 Kugeln formen. In eine gefettete Auflaufform setzen und ca. 30 Minuten gehen lassen. Milch, Sahne und Vanillezucker verrühren und über die Teigkugeln gießen. Im vorgeheizten Backofen bei 180–200 °C ca. 40 Minuten goldbraun backen. Die eingeweichten Trockenfrüchte in Zitronensaft abschmecken und zu den warmen Buchteln servieren.

APFEL-KIWI-GRÜTZE

Tapioka wird aus den Wurzelknollen des südamerikanischen Maniokstrauches gewonnen und ist als Perltapioka unter dem Namen Sago im Handel.

Zutaten: 1/4 l naturtrüber Apfelsaft • 3/4 l Wasser • Schale 1 unbehandelten Zitrone • 60 g Perltapioka (aus dem Reformhaus)
1 mittelgroßer Apfel • 2 Kiwi • 2 EL Honig • Zimt, gemahlen • Nelken

Apfelsaft und Wasser erhitzen, Zitronenschale zugeben, Perltapioka einrühren und bei geringer Energiezufuhr ca. 30 Minuten ausquellen lassen. Nach 20 Minuten den grobgeraspelten Apfel, eine kleingeschnittene Kiwi, Honig und die Gewürze zugeben.
Die Grütze in Portionsschalen füllen, kühl stellen und vor dem Servieren mit Kiwischeiben garnieren.

DATTELKUCHEN

Zutaten für ca. 12 Stücke: 200 g Walnußkerne • 250 g Datteln
6 Eier, getrennt • 100 g Honig • 2 EL Weizenmehl Type 1050
1 TL Zimtpulver • abgeriebene Schale 1 unbehandelten Zitrone
2 EL Zitronensaft • 1 Prise Meersalz • Semmelbrösel für die Form
Zum Bestreichen: dunkle Kuvertüre

Walnüsse kurz ohne Fett anrösten und danach fein mahlen. Datteln entkernen und in feine Würfel schneiden. Eigelb mit Honig schaumig rühren. Walnüsse, Mehl, Zimt, Zitronenschale und Zitronensaft zugeben. Eiklar mit Salz steif schlagen und mit den Datteln vorsichtig unter den Teig heben.
Eine gefettete Springform mit Semmelbröseln ausstreuen. Den Teig hineinfüllen und im vorheizten Backofen bei 180 °C ca. 45 Minuten backen. Kuchen leicht abkühlen lassen. Kuvertüre im Wasserbad erwärmen und den Kuchen damit bestreichen.

Empfehlungen zur Stärkung und Vorbeugung typischer Funktionsstörungen

Bewegungstypen haben einen kräftigen, athletischen Körperbau. Sie haben eine Neigung zu entzündlichen, rheumatischen Erkrankungen, Hautausschlägen, Akne, Sonnenbrand, Magenübersäuerung mit Sodbrennen sowie hohem Blutdruck.

Bewegung

Bewegung und Dynamik sind die Grundelemente der Bewegungstypen. Eine Empfehlung zur sportlichen Betätigung ist daher kaum notwendig. Bewegungstypen werden vermutlich von sich aus gerne Sport treiben. Ihrem Naturell kommen Sportarten entgegen, die leistungs- und wettkampfbetont sind und die den Aktiven bis zur Grenze der persönlichen Leistungsfähigkeit treiben. Es ist daher notwendig, auf einen sinnvollen Ausgleich in Form einer funktionellen Zweckgymnastik, z. B. Rückenschulung, zu achten.

Anregung und Entspannung

Zur Beruhigung ist dem »hitzigen« Bewegungstyp zudem ein Entspannungstraining zu empfehlen. Ihm wird hier eine »handfeste« Methode, wie z. B. autogenes Training, mehr entgegenkommen als eine eher spirituell geprägte Meditation. Unterstützend wirkt auch die regelmäßige Einnahme von Magnesium, das beruhigend, entkrampfend und blutdrucksenkend wirkt sowie die Folgen allzu großer Streßbelastungen dämpft, die sich Bewegungstypen gerne zumuten.

Kneippsche Anwendungen und Sauna sind für den Bewegungstyp dann wohltuend, wenn eine Abkühlung in Form von kalten Güssen oder ein Sprung ins Tauchbecken nach einem Saunagang erfolgt. Allzu große Hitzebelastungen sollte der Bewegungstyp allerdings vermeiden. Bei bestehendem Bluthochdruck muß dazu vorher unbedingt ein Arzt befragt werden.

Organstärkung und Nahrungsergänzung

Bewegungstypen sind besonders empfindlich gegenüber Schadstoff- und Giftbelastungen sowie gegenüber UV-Strahlung. Als Schutz

Das für den Bewegungstyp besonders wichtige Magnesium findet sich vor allem in bestimmten Hülsenfrüchten wie Bohnen und Erbsen, aber auch in vielen Getreideprodukten.

gegen die alltäglichen Umweltbelastungen kann dem Bewegungstyp besonders eine Nahrungsergänzung mit Schutzstoffen empfohlen werden. Diese sind die Vitamine E und C, Selen und ganz besonders Karotin, das die empfindliche Haut schützt.

Karotin ist als Vorstufe des Vitamin A bekannt. Im Körper werden diese Vitamin-A-Vorstufen in Vitamin A umgewandelt, dazu ist allerdings Fett notwendig.

Die Leber ist ein Organ, das der Bewegungstyp besonders »pflegen« sollte. Zur Stärkung der Leber und ihrer Entgiftungsfunktion sind pflanzliche Naturarzneimittel auf der Basis von Artischocke und Mariendistel gut geeignet.

Verdauungspflege

Bewegungstypen, die häufiger unter Sodbrennen leiden oder zu Übersäuerung des Magens neigen, ist eine kurmäßige Einnahme von Kartoffelsaft zu empfehlen. Dieser darf allerdings nicht andauernd getrunken werden! Auch ein Tee aus Leinsamenschleim oder die Einnahme von Heilerde hilft hervorragend gegen die Folgen einer zu starken Säureausschüttung. Im allgemeinen ist die Verdauungsleistung der Bewegungstypen sehr gut. Kommt es aufgrund ihres normalerweise großen Appetits einmal zu einer übermäßigen Nahrungsaufnahme und Folgeschäden wie Sodbrennen oder Völlegefühl, sind bitterstoffhaltige Arzneimittel hilfreich (siehe Kapitel »Ratgeber für den Empfindungstyp«, Seite 146).

Allgemeine Empfehlungen

Wichtig ist es für den Bewegungstyp, besonders aber für den Bewegungs-Empfindungs-Typ, An- und Entspannungsphasen abzuwechseln. Mehr noch als der Empfindungstyp, der oft durch Energielosigkeit und Erschöpfungszustände natürlicherweise gebremst wird, sollte ein Bewegungstyp auf Erholungsphasen achten, um seinen Körper nicht ständig zu überfordern!

Kosmetiktips

Die Haut vieler Bewegungstypen ist auffallend hell, eher dünn und infolgedessen besonders sonnenempfindlich. Für sie sind milde, reizarme Kosmetik und optimaler Schutz vor Umwelteinflüssen, vor allem vor Sonneneinstrahlung, wichtig.

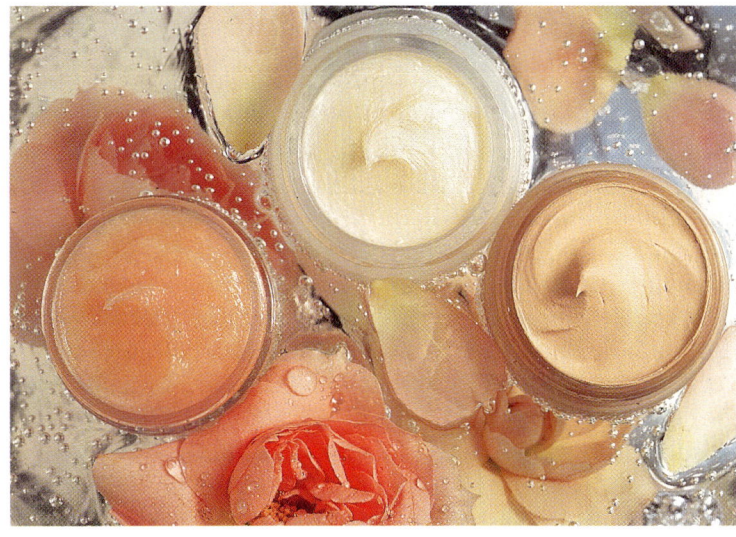

Besser als die beste Kosmetik ist immer noch die Hautpflege von innen. Und das bedeutet gesunde Ernährung, viel frische Luft, maßvoll Sonne, kein Kaffee, wenig Alkohol.

- Achten Sie darauf, daß sowohl Cremes als auch Masken und Lotions nicht durchblutungsanregend sind und keinen Alkohol enthalten. Verwenden Sie regelmäßig aufbauende Masken, die jedoch auf der Haut nicht starr werden sollen, da sie sonst die Durchblutung anregen. Dies muß nicht für den Bewegungs-Entspannungs-Typ gelten, wenn die Haut nicht so empfindlich ist.
- Im Sommer sollten Sie leichte und feuchtigkeitsspendende und weniger fettreiche Cremes verwenden. Beim Schwitzen kann es zu Hitzestau kommen, wenn die Haut zu sehr abgedeckt ist. Dies ist übrigens auch bei fliegender Hitze während des Klimakteriums zu beachten.
- Vor Sonne müssen sich reine Bewegungstypen mit einem hohen Lichtschutzfaktor schützen und sehr sorgfältig die für sie passende Creme herausfinden. Die kleinste Rötung sollten sie beachten.
- Bei zu Couperose und hektischen Flecken neigender Haut müssen Sie schonend und vorsichtig mit Ihrer Haut umgehen. Vermeiden Sie kalte und heiße Reize, und schützen Sie sie – durch entsprechende Ernährung – auch von innen.
- Daneben gilt: Kein Kaffee, keine stark säurehaltigen Produkte, wenig Alkohol und keine zu scharfen Gewürze!

Übrigens: Die für die Bildung von Vitamin D notwendige UV-Strahlung bekommen Sie auch im Schatten.

Ratgeber für den Entspannungstyp

Empfehlungen zur Ernährung

Diese Richtlinien gelten auch für den Entspannungs-Empfindungs-Typ und den Entspannungs-Bewegungs-Typ.

Essen, genießen, ausruhen

Entspannungstypen sind die geborenen Genießer. Für viele ist die Küche oder das Restaurant das Zentrum ihres Lebens. Ihr Gesicht leuchtet vor Freude und Zufriedenheit auf, wenn vom Essen nur die Rede ist. Sie lieben gutes und gehaltvolles Essen, ganz nach dem Motto »Essen und Trinken hält Leib und Seele zusammen«.

Als wahre Genußmenschen essen sie langsam und konzentriert. Diejenigen unter den Entspannungstypen, die den Genuß nicht kontrollieren können, haben dadurch natürlich immer wieder Gewichtsprobleme und schwanken zwischen Lust und Frust. Viele haben Erfahrungen auch mit Mißerfolgen aller möglichen Diäten.

Grundsätzliches

Gewichtsprobleme kann der Entspannungstyp durch eine Reduzierung der fett- und kohlenhydrathaltigen Nahrungsmittel erreichen.

Für den Entspannungstyp ist die Zahl der Mahlzeiten nicht entscheidend. Sie sollten zwar die Menge des Essens im Blick haben, dies jedoch nach Ihren Bedürfnissen über den Tag verteilen. Wichtig dabei ist, daß Sie Heißhunger vermeiden. Es wird sonst unkontrolliertes, auch weniger genußfreundliches Essen provoziert und Übergewicht gefördert. Deshalb nehmen Sie lieber eine kleine, kalorienarme Knabberei, bevor es zu Heißhunger kommt. Dies gilt insbesondere für den Entspannungs-Bewegungs-Typ.

Bei der Nahrungszusammenstellung spielen für den Entspannungstyp Kalorien, Fett und süße Kohlenhydrate eine Rolle. Sie sollten im Auge behalten werden, vor allem wenn Risikofaktoren vorliegen oder in der Familie bereits Stoffwechselstörungen aufgetreten sind. Über die Bekömmlichkeit braucht sich der Entspannungstyp bei seiner guten Verdauungsleistung meist keine Gedanken zu machen.

> ## Sich Zeit nehmen
> Gut ist, wenn Entspannungstypen jeden Bissen richtig auskosten. Bei schnellem Essen verliert man meistens die Kontrolle über Menge und Inhalt dessen, was man ißt. Was im Stehen, beim Gehen oder nebenher verzehrt wird, nimmt man oft nicht wahr. Die Folge: Es wird mehr gegessen, als gebraucht wird, und das noch nicht einmal mit Genuß.

Frühstück

Sie sollten als Entspannungstyp eher sparsam frühstücken. Es ist günstig, wenn Sie vorwiegend frisches Obst essen und – wenn möglich – sogar bis Mittag damit auskommen. Falls Sie lieber ein Müsli mögen, sollte es mit wenig Getreide oder Flocken, fettarmer Sauermilch, wenig Süßungsmitteln, dafür mit viel Obst zubereitet werden. Die Fertigmüslis sollten ungesüßt sein.

Falls Sie Abwechslung wünschen, essen Sie Vollkorntoast, Vollkornbrot, Knäckebrot mit ungehärteter Margarine, fettarmen Quark, fettarme Käsesorten und vegetabile Pasteten. Als süßer Brotaufstrich eignen sich zuckerfreie Produkte, nur mit natürlichen Süßungsmitteln hergestellte oder sogenannte Lightprodukte. Falls Sie Lust auf ein Frühstücksei haben, sollte es bei einem pro Woche bleiben.

Für Entspannungs-Empfindungs-Typen und Entspannungs-Bewegungs-Typen kann, vor allem wenn sie Sport treiben, das Frühstück ruhig üppiger sein. Sie können durchaus alternative Süßungsmittel wie Honig, Ahornsirup oder Fruchtdicksäfte verwenden.

Auch wenn das Frühstück eher sparsam sein sollte, so sollten Sie es keinesfalls ausfallen lassen, damit Sie nicht am Vormittag der Heißhunger überfällt.

Hauptmahlzeit

- Entspannungstypen und Entspannungs-Bewegungs-Typen sollten ihre Mahlzeit mit großen Rohkostportionen mit Sprossen oder vielen frischen Kräutern beginnen. Entspannungs-Empfindungs-Typen dagegen sollten eher kleinere Portionen feingeriebener Rohkost bevorzugen, die ihnen auch besser bekommen.
- Als Gemüse nehmen Sie Tomaten, Gurken, Paprika, Spargel, Sellerie etc. und bereiten daraus köstliche Gratins, oder servieren Sie dazu Dips mit Knoblauch, Meerrettich und Senf.

- Magere Fleischsorten aus artgerechter Tierhaltung können gegrillt oder geschmort werden, sollten jedoch einen geringeren Stellenwert einnehmen. Fisch und Tofu dagegen sollten Sie öfter essen. Tofu ist geschmacksneutral, kann aber mit kräftigen Gewürzen, Balsamico-Essig und Sojasauce sehr gut mariniert und somit geschmacklich attraktiv werden. Fisch hat weniger Fett als Fleisch und enthält für Sie besonders günstige Fettsäuren.

Kartoffeln sind zu Unrecht als Dickmacher ins Gerede gekommen. Nur wer die fetthaltige Zubereitung als Pommes frites oder Bratkartoffeln bevorzugt, sollte vorsichtig sein.

- Als Beilage passen am besten Pellkartoffeln, fettarme Blechkartoffeln, Naturreis, auch Gerste und Hafer.
- Falls Sie Vollkornnudeln mögen, dann nur mit leichten Saucen.
- Als Dessert empfehlen sich frisches Obst, bevorzugt Zitrusfrüchte, Obstgrützen mit natürlicher Süße oder Süßstoff, leichte Quarkspeisen, Früchte- und Naturjoghurt.
- Für Entspannungs-Empfindungs-Typen kann es süßer und ab und zu sahnig sein.

Kleinigkeiten zwischendurch

Vielleicht haben Sie schon die japanische Küche getestet. Sushi, roher Fisch in Seetang gewickelt, mit feurigscharfen Saucen aus Meerrettich und Soja serviert, sind ideale Häppchen für Sie.

Weiterhin eignen sich zum Knabbern Maiscracker, Puffreis, Popcorn, Apfelchips, Vollkornkekse, kleine Mengen Nüsse – und wenn es Schokolade, Marzipan oder Kuchen sein soll, dann essen Sie dies bewußt und nicht mit schlechtem Gewissen. Dies gilt besonders für den Entspannungs-Empfindungs-Typ.

Für den Entspannungs-Bewegungs-Typ sollten die Zwischenmahlzeiten kohlenhydratbetont sein, gut geeignet sind alle Obstsorten und auch Müsliriegel oder Trockenfrüchte.

Trinken

Trinken Sie nach Ihrem Durstempfinden, am besten Mineralwasser mit Kohlensäure, auch direkt vor dem Essen, Kräuter- und Früchtetees, verdünnte Obstsäfte.

Trinken Sie Kaffee – mit viel Milch und im Sommer als Eiskaffee nur mit Eiswürfeln und Tee ohne Zucker.

An alkoholischen Getränken sollten Sie Lightprodukte und Wein-
schorlen bevorzugen, denn auch der Kaloriengehalt der Getränke
sollte vom Entspannungstyp beachtet werden.

Weitere Ernährungs- und Zubereitungstips

Viel frisches, knackiges Obst und Gemüse, dazu selbstgezogene
Sprossen sollten jeden Tag Ihren Speiseplan bereichern.
Es ist empfehlenswert, Ihre Ernährung vorwiegend lakto-vegetabil
auszurichten.
Fleisch, Wurst und Eier enthalten größere Mengen an Fett und Cho-
lesterin. Falls Sie darauf nicht verzichten wollen, bevorzugen Sie
sehr magere Sorten; lassen Sie Innereien weg, und beschränken Sie
Ihren Eierverzehr. Ersetzen Sie Wurst und Fleisch öfter durch
vegetabile Pasteten oder durch eine Tofumahlzeit.
Entwickeln Sie eine Spürnase für Fett. Vor allem versteckte Fette
haben es in sich: Wurst, Käse, Sahneprodukte, Nüsse, Paniertes,
Bratkartoffeln, Pommes frites, Eier, Schokolade usw.

Mit wenig Fett genießen

Sparen Sie mit Fett bei der Zubereitung, indem Sie beispielsweise

- Gemüse ohne Fett dünsten
- Sichtbares Fett am Fleisch abschneiden
- Bei Saucen das Fett abschöpfen
- Selten fritieren oder panieren und, falls doch, die Speise anschlie-
  ßend auf einem Küchentuch abtropfen lassen
- Salatsaucen mit Joghurt zubereiten
- Gemüse pürieren und daraus Suppen und Saucen herstellen
- Speisen fettfrei im Wok oder Römertopf zubereiten.

Verwenden Sie für Salate nur hochwertige, kaltgepreßte Distel-, Son-
nenblumen- und Leinöle. Setzen Sie Süßungsmittel möglichst sparsam ein, und verwenden Sie eine gewisse Zeit Süßstoff, falls Sie
übergewichtig sind und auf Zucker nicht verzichten möchten.
Der Entspannungstyp braucht »Feuer«, würzen Sie deshalb Ihre
Speisen mit kräftigen, scharfen Gewürzen, und sparen Sie nicht mit
Zwiebeln, Knoblauch und frischen Kräutern. Geizen Sie dafür mit
Salz. Entspannungs-Bewegungs-Typen und Entspannungs-Empfindungs-Typen bevorzugen dagegen eher mildere Gewürze.

Lernen Sie von den Asiaten: Auch bei Fleisch brauchen Sie, wenn Sie es im Wok anbraten, weniger Fett. Trotzdem schmeckt es so würzig wie aus der Bratpfanne.

Wenn Sie Gewichtsprobleme haben, können Sie jede Woche einen Obst- oder Gemüse- oder Molketag einlegen. Sie essen oder trinken dann jeweils nichts anderes, und Sie nehmen garantiert ab. Sie fühlen sich danach sehr gut.

Das Schlemmermenü für den Entspannungstyp

- Rohkostvarianten mit pikanten Dips
- Seehecht auf Paprikagemüse oder (vegetarische Variante): Wirsingroulade mit Paprika-Mozzarella-Füllung
- Rosmarinkartoffeln vom Blech
- Stachelbeergrütze mit Vanille-Joghurt-Creme

So wie der Seehecht sind die meisten Fische eine gute Quelle für die Mineralstoffe Jod und Fluor.

Beginnen Sie Ihr Menü mit frischem, knackigem Gemüse und kühlen Dips mit Meerrettich, Chili und Knoblauch. Wenn Sie mögen, trinken Sie dazu ein Glas Sekt. Nach diesem leichtbeschwingten und anregenden Auftakt folgt eine rasante Stärkung. Fettarmer Fisch auf feurigem Paprikagemüse oder Wirsingroulade mit interessantem Inhalt, dazu köstliche kalorienarme Kartoffeln vom Blech. Die vitaminreiche und ausdrucksvolle Stachelbeergrütze wird ergänzt mit leichter Joghurtcreme und bildet den fruchtigen Abschluß. Zu diesem Menü paßt ein kräftiger, gut gekühlter Weißwein, z. B. ein Grauer Burgunder.

Rezepte für den Entspannungstyp

Die Rezepte sind für zwei Personen, falls nicht anders angegeben, und gelten auch für die Entspannungs-Mischtypen.

BEERENMÜSLI MIT FLAKES

Zutaten: 2 Tassen gemischte Beeren (frisch oder tiefgekühlt) 2 Becher fettarme Sauermilch, je 150 g • 1 EL Honig oder wenig Süßstoff • 6 EL Biocornflakes aus dem Reformhaus

Beeren in zwei Schalen geben. Sauermilch mit Honig oder Süßstoff verrühren und über den Beeren verteilen. Cornflakes darüber streuen.

PIKANTER BROTAUFSTRICH
(Als Alternative zu Wurst und Käse)

Zutaten: 50 g vegetabile Pastete • 150 g Magerquark • 2 EL Milch
1/2 TL Vitam R aus dem Reformhaus • 1 Bund Schnittlauch

Vegetabile Pastete (zimmerwarm) zerdrücken, mit Magerquark,
Milch und Vitam R verrühren. Geschnittenen Schnittlauch darüber
streuen.

TOMATENDRINK

Zutaten für 1 Portion: 200 ml Tomatensaft • 1/2 Apfel ohne Schale
1 Prise Meersalz • schwarzer Pfeffer • 2 EL Sahne • 100 ml Mineralwasser mit Kohlensäure • 3 geschnittene Basilikumblätter

Tomatensaft mit Apfel, Gewürzen und Sahne pürieren. Mit Mineralwasser aufgießen und mit Basilikum garnieren.

Der Entspannungs-Bewegungs-Typ und der Entspannungs-Empfindungs-Typ können Quark auch mit anderen Fettstufen wählen.

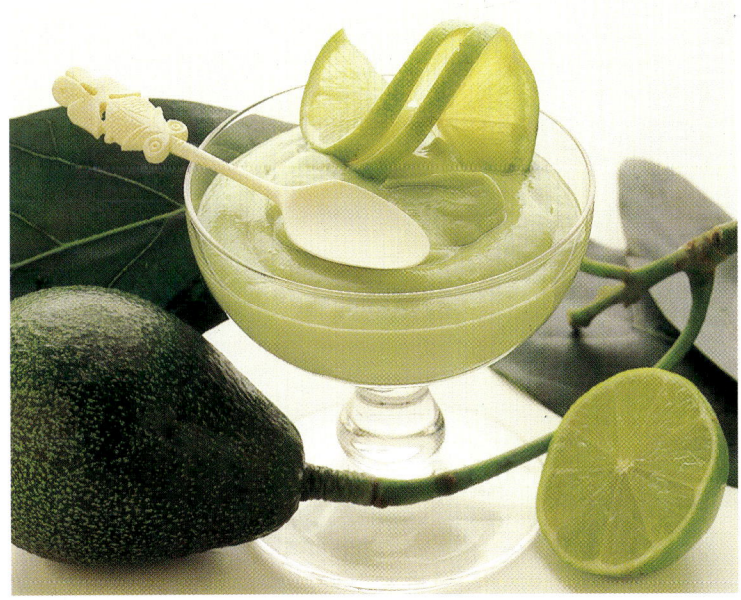

Der Avocadodip – schmackhaft und gesund. Daß er nicht gerade kalorienarm ist, müssen Sie allerdings bedenken.

181

Mit diesen Dips können Sie jedes noch so langweilige Gemüse zu einem Partyknüller machen. Probieren Sie es aus!

GEMÜSE MIT DIPS

Zutaten für 4 Personen:
ca. 1kg Gemüse, z. B. Chicorrée, Möhren, Gurken, Zucchini usw.

Alles in Stifte schneiden. Da das Gemüse ungegart serviert wird, sollten die Stücke nicht zu dick sein, um noch leicht gekaut werden zu können.

AVOCADODIP

Zutaten:
1 reife Avocado • 1/2 Zitrone • 1 Knoblauchzehe • Chilipulver
1 Prise Meersalz • 4 EL Joghurt

Avocado schälen und mit Zitronensaft, zerdrückter Knoblauchzehe, Chilipulver, Meersalz und Sahne pürieren. Kühl stellen.

BOHNEN-PEPERONI-DIP

Zutaten:
150 g gekochte rote Bohnen • 2 EL Olivenöl • 1 Glas Tomatensaft
etwas Vollzucker • 1 Prise Meersalz • Cayennepfeffer
2 grüne Peperoni

Bohnen mit Öl und Tomatensaft pürieren und mit Vollzucker, Salz und Cayennepfeffer abschmecken. Kleingehackte Peperoni unterrühren.

KNOBLAUCHDIP

Zutaten:
1 Becher saure Sahne, 150 g • 1/2 Becher Sauermilch, 100 g
1 TL körniger Senf • Saft von 1/2 Zitrone • 1 Prise Meersalz
schwarzer Pfeffer • 2 zerdrückte Knoblauchzehen

Saure Sahne mit Sauermilch, Senf, Zitronensaft, Meersalz, Pfeffer und Knoblauch verrühren.

FRISCHKOSTTELLER MIT SPROSSEN UND TOFUSTREIFEN

Zutaten für 2–4 Portionen: *125 g Tofu • Meersalz • 2 EL Balsamico-Essig • 2 EL kaltgepreßtes Olivenöl • 2 EL Sesam • 4 mittelgroße Tomaten • 1 gelbe Paprikaschote • 2 kleine Zucchini • 1 Bund Frühlingszwiebeln • 1 Tasse selbstgezogene Sprossen*
Sauce: 3 EL Balsamico-Essig • 4 EL kaltgepreßtes Oliven- oder Sesamöl • 1 zerdrückte Knoblauchzehe • 1 Prise Meersalz weißer Pfeffer • eventuell frische, gehackte Kräuter

Dieser Frischkostteller eignet sich hervorragend als Vorspeise. Gerade in den warmen Monaten wird er aber auch als erfrischende Hauptspeise geschätzt.

Tofu in Streifen schneiden, mit Meersalz würzen und mit Balsamico-Essig und Olivenöl beträufeln. Ca. 30 Minuten ziehen lassen, dann in Sesam wenden.
Tomaten vierteln, Paprika, Zucchini und Frühlingszwiebeln in feine Scheiben schneiden.
Aus Essig, Öl, Knoblauch, Salz, Pfeffer und frischen Kräutern eine Salatsauce herstellen und den Salat damit zubereiten. Auf Tellern anrichten, die Sprossen und Sesamstreifen darüber verteilen.

MINESTRONE

Zutaten für 4 Portionen: *1/2 l Gemüsebrühe aus Gemüsebrüheextrakt 150 g Natur-Rundkornreis • 1/2 Stange Lauch • 1/2 Staudensellerie 3 Möhren • 2 kleine Zucchini • 100 g Weißkohl • 1 Prise Meersalz Majoran • schwarzer Pfeffer • 2 zerdrückte Knoblauchzehen abgeriebene Schale 1 unbehandelten Zitrone • 3 EL geriebener Parmesan • 2 Tomaten*

Gemüsebrühe erhitzen, Rundkornreis darin ca. 35 Minuten kochen. Zwischenzeitlich Lauch, Stangensellerie, Möhren, Zucchini und Weißkohl vorbereiten, kleinschneiden und zur Suppe geben.
Ca. 10 Minuten weiterkochen. Mit Meersalz, Majoran, Pfeffer und Knoblauch würzen.
Zitronenschale und Parmesan einrühren und nicht mehr aufkochen.
Tomaten kurz in kochendes Wasser tauchen, enthäuten, achteln, ent-kernen und würfeln.
Die Suppe damit garnieren.

LEICHTES SPARGELGRATIN

Zutaten: je 500 g weißer und grüner Spargel •Meersalz •Saft von
1 Zitrone •150 g saure Sahne •1 Ei •schwarzer Pfeffer •Cayenne-
pfeffer •4 EL geriebener Schnittkäse •Schale von 1 abgeriebenen
Zitrone •Fett für die Form

Zum
Spargelgratin
paßt am besten
Vollkorntoast.

Weißen Spargel ganz, grünen Spargel nur an den Schnittflächen schälen. Wasser mit Salz und Zitronensaft erhitzen, den Spargel darin wenige Minuten bißfest kochen. Abtropfen lassen und in eine gefettete flache Gratinform geben.

Saure Sahne mit Ei, Pfeffer, Cayennepfeffer, Käse und Zitronenschale verrühren. Auf dem Spargel verteilen und im vorgeheizten Backofen bei 220 °C ca. 10 Minuten gratinieren.

VOLLKORNCRÊPES MIT PILZEN UND SOJASPROSSEN

Zutaten für 4 Portionen, Füllung: 250 g Champignons
1 mittelgroße Zwiebel •2 Knoblauchzehen •2 EL kaltgepreßtes
Sonnenblumenöl •1 Tasse selbstgekeimte Sojasprossen oder
1/2 Dose Sojakeimlinge •Hefestreuwürze •Paprikapulver, edelsüß
1 Stengel glatte Petersilie •schwarzer Pfeffer •Saft von 1/2 Zitrone
1 Becher saure Sahne • 1 TL Vollkornmehl
Teig: 125 g Weizenvollkornmehl, leicht ausgesiebt •1 Ei • 1 Eigelb
100 ml Milch • 1 Prise Meersalz •Muskatnuß, frisch gerieben
ungehärtetes Kokosfett zum Braten

Champignons blättrig, Zwiebel und Knoblauch in kleine Würfel schneiden. In heißem Sonnenblumenöl andünsten. Selbstgezogene Sojasprossen abspülen und blanchieren, Sojakeimlinge aus der Dose abtropfen lassen, zu den Champignons geben.

Mit Hefestreuwürze, Paprika, gehackter Petersilie, Pfeffer und Zitronensaft abschmecken. Sahne zugeben, ca. 3 Minuten einköcheln lassen, mit Mehl bestäuben und aufkochen.

Aus Mehl, Ei, Eigelb, Milch, Meersalz und Muskatnuß einen Teig herstellen. Kurz quellen lassen und in heißem Kokosfett 4 dünne Crêpes backen. Crêpes mit Champignons füllen und sofort servieren.

HIRSE-SCHAFSKÄSE-AUFLAUF

Zutaten: 1 EL kaltgepreßtes Olivenöl • 1 mittelgroße Zwiebel
150 g Hirse • 400 ml Gemüsebrühe aus Extrakt • 2 mittelgroße
Tomaten • 2 Zucchini • 2 EL kaltgepreßtes Olivenöl • 2 EL Tomatenmark • 1 zerdrückte Knoblauchzehe • 1 TL Kräuter der Provence
schwarzer Pfeffer • 125 g Schafskäse

Olivenöl erhitzen, gewürfelte Zwiebeln und Hirse zugeben und an-
dünsten. Mit kochender Gemüsebrühe angießen und bei geringer
Energiezufuhr ca. 35 Minuten ausquellen lassen.
Tomaten kurz in kochendes Wasser tauchen, enthäuten, vierteln und
entkernen. Zucchini in Scheiben schneiden. In heißem Olivenöl an-
dünsten, Tomatenmark und Knoblauch zugeben, mit Kräutern der
Provence und Pfeffer würzen.
Hirse und Gemüse miteinander mischen, die Hälfte des zerkleinerten
Schafskäses zugeben. In eine gefettete Auflaufform füllen, mit dem
restlichen Schafskäse bestreuen.
Im vorgeheizten Backofen bei 200 °C ca. 25 Minuten überbacken.

Hirse ist vielen Menschen nur in Form von süßem Hirsebrei bekannt. Dabei ist sie in pikanter Form mindestens ebenso gut.

WIRSINGRÖLLCHEN AUF KAPERNSAUCE

Zutaten für 4 Personen: 12 Wirsingblätter • Meersalz
1 große Zwiebel • 1 TL Reformhausmargarine • 500 g Tofu • 2 Eier
3 EL Zitronensaft • 3 EL Vollkornsemmelbrösel • 2 EL Meerrettich
schwarzer Pfeffer • Paprikapulver • 2 Möhren • 1 rote Paprikaschote
1/2 l Gemüsebrühe aus Extrakt • 1/2 Becher Crème fraîche
2 EL Kapern

Blattenden der Wirsingblätter flach schneiden. Wirsingblätter porti-
onsweise in kochendem Wasser kurz blanchieren, kalt abspülen.
Auf einem Küchentuch auslegen, so daß ein Rechteck von etwa 30
mal 40 cm entsteht. Zwiebeln würfeln, in heißem Fett andünsten.
Mit Tofu, Eiern, Zitronensaft, Semmelbröseln, Meerrettich, Pfeffer
und Paprika pürieren. Möhren und Paprika in kleine Würfel schneiden, kurz blanchieren und unter die Tofumasse heben. Tofu auf den
Wirsingblättern verteilen. Einen freien Rand lassen und einschlagen.

Von der schmalen Seite her aufrollen. In eine feuerfeste Form legen, Gemüsebrühe zugießen und im vorgeheizten Backofen zugedeckt bei 200 °C ca. 30 Minuten garen. Ohne Deckel noch 15 Minuten garen. Rolle herausnehmen. Restliche Gemüsebrühe mit Crème fraîche binden und Kapern zugeben. Dazu passen Dillkartoffeln.

STECKRÜBENEINTOPF

Zutaten: *80 g Sojagranulat • 1 mittelgroße Zwiebel • 2 Knoblauchzehen • 1 Möhre • 1 Stange Lauch • 2 EL kaltgepreßtes Olivenöl 600 ml Gemüsebrühe aus Extrakt • 400 g Steckrüben • Hefestreuwürze • 1 Lorbeerblatt • 2 EL körniger Senf • 125 g Sojacreme oder saure Sahne*

Tip: Sojagranulat ist eine cholesterinfreie und fettarme Alternative zu Hackfleisch.

Sojagranulat in wenig Wasser 1–2 Stunden einweichen. Ausdrücken und zusammen mit den kleingewürfelten Zwiebeln, Knoblauch, Möhren und Lauch in heißem Olivenöl anbraten. Mit Gemüsebrühe angießen.
Die Steckrüben schälen, kleinschneiden und in die Brühe geben, ebenso das Lorbeerblatt. Ca. 30 Minuten kochen. Mit Hefestreuwürze und Senf abschmecken. Lorbeerblatt entfernen und Sojacreme oder saure Sahne vorsichtig einrühren.

KRÄUTERFLADENBROT

Zutaten für 2 Brote: *500 g Weizenvollkornmehl • 1 Päckchen Trockenhefe • 1 TL Meersalz • 1/2 TL Kräutersalz • 1–2 EL Rosmarinnadeln • 3 zerdrückte Knoblauchzehen • 350 ml lauwarmes Wasser 5 EL kaltgepreßtes Olivenöl*

Mehl mit Hefe, Salz, Kräutersalz, der Hälfte des Rosmarins, zerdrücktem Knoblauch und Wasser verrühren und einen geschmeidigen Teig kneten.
Ca. 40 Minuten gehen lassen, nochmals durchkneten. 2 Kugeln formen und mit dem Nudelholz ausrollen. Mit Olivenöl bestreichen, mit restlichem Rosmarin bestreuen, nochmals 10 Minuten gehen lassen. Im vorgeheizten Backofen bei 220 °C ca. 25 Minuten backen.

ROTE GRÜTZE

Zutaten für 6 Portionen: *1 kg gemischte Beeren (Himbeeren, Johannisbeeren, Erdbeeren, Stachelbeeren) • 1/2 l Fruchtsaft 80 g Vollzucker oder Süßstoff • 60 g Sago • 200 ml Milch 1 Päckchen Vanillezucker*

Obst waschen und mit Fruchtsaft und Zucker einmal aufkochen. Auf ein Sieb geben und den Saft auffangen. Flüssigkeit mit Sago aufkochen und ca. 20 Minuten bei geringer Energiezufuhr garen. Obst hinzufügen, einmal aufkochen lassen. Abkühlen lassen.
Mit wenig Zucker bestreuen, damit sich keine Haut bildet. Mit kalter Vanillemilch servieren.

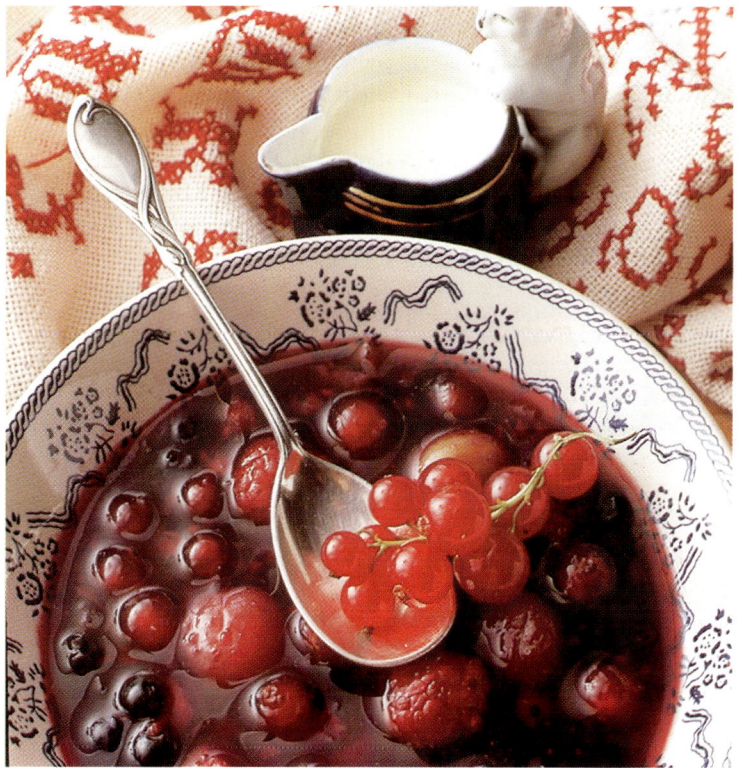

Ein klassischer Genuß, der immer wieder gut ankommt: Rote Grütze mit Vanillemilch. Der Entspannungs-Empfindungs-Typ kann statt Milch gern auch Vanillesahne nehmen.

187

ZITRONENQUARKCREME

Zutaten: *200 g Magerquark •1 Tasse Milch •Saft und Schale*
1 unbehandelten Zitrone •2 Päckchen echter Vanillezucker
oder 1 Prise echte Vanille •etwas Süßstoff

Quark und Milch cremig rühren, Zitronensaft und Schale zugeben und mit Vanillezucker oder mit Vanille und Süßstoff abschmecken. Etwas geschlagene Sahne zum Schluß untergehoben macht das Dessert sahniger.

Empfehlungen zur Stärkung und Vorbeugung typischer Funktionsstörungen

Sie müssen ja nicht gleich zum Hochleistungssportler werden. Aber lassen Sie doch mal bei kürzeren Strecken Ihr Auto stehen, und fahren Sie mit dem Rad, oder laufen Sie (zügig!) zu Ihrem Ziel.

Entspannungstypen haben oft einen kräftigen, zur Leibesfülle tendierenden Körperbau. Dieser gehört zum Typ und ist für ihn durchaus gesund. Man sollte sich in solchen Fällen keinesfalls vom Schönheitsideal der Werbeagenturen verrückt machen lassen.

Aufgrund seiner guten »Futterverwertung« neigt der Entspannungstyp allerdings zu stärkerem Übergewicht, das häufig mit den klassischen, sogenannten ernährungsabhängigen Krankheiten wie Arteriosklerose (Gefäßverkalkung), Bluthochdruck, Diabetes mellitus (Zuckerkrankheit), Fettstoffwechselstörungen (z. B. stark erhöhter Cholesterinspiegel) und Gicht verbunden ist.

Bewegung

Da sportliche Betätigung für den Entspannungstyp in der Regel nicht die allergrößte Leidenschaft darstellt, aber dennoch wichtig für ihn wäre, kommt es darauf an, ihm Spaß an der Bewegung zu vermitteln und sinnvolle Aktivitäten anzubieten.

Unter gesundheitlichen Aspekten ist es für ihn gar nicht notwendig, intensive Belastungen mit hochrotem Kopf durchzustehen. Im Gegenteil, die Fettverbrennung läuft dann auf Hochtouren, wenn man sich bei der Bewegung noch gut unterhalten kann.

Walking (= zügiges Gehen), Wandern, Radfahren und auch Schwimmen sind für den Entspannungstyp Sportarten, die gesund sind und ihm vermutlich auch Spaß machen.

Optimal wäre, wenn Sie als Entspannungstyp Wintersport bevorzugen, Skilanglauf, bei dem im Vergleich der Ausdauersportarten die meisten Muskelgruppen trainiert werden.

Entschlackung

Sofern kein hoher Blutdruck vorliegt, sind schweißtreibende Verfahren wie heiße Bäder und Sauna sehr zu empfehlen. Für Entspannungstypen sind ausleitende Naturheilverfahren hilfreich und wohltuend. Ihnen kann ohne weiteres zu regelmäßigen Fastenkuren, z. B. im Frühjahr und Herbst, geraten werden. Intensivernährungsformen, die den Körper entschlacken, wie z. B. eine Mayr-Darmsanierungskur, eine Molkekur oder eine Saftfastenkur, sind für solche Menschen geradezu ideal.

Die hier genannten Sportarten dienen auch der Stärkung von Venen und Arterien und beugen so Krampfadern und anderen Gefäßleiden vor.

Organstärkung und Nahrungsergänzung

Auf die Stärkung seiner Blutgefäße und die Vorbeugung von arteriosklerotischen Erkrankungen sollte der Entspannungstyp besonderen Wert legen. Unter den Naturarzneimitteln ist hier vor allem der Knoblauch zu nennen, der erhöhte Blutfettspiegel, Cholesterinspiegel und den Blutdruck senkt und das Blut »verflüssigt«. Alternativen zum geruchsintensiven frischen Knoblauch sind Knoblauchpräparate in Kapsel- oder Drageeform.

Zur Pflege von Arterien und Venen ist besonders Tee aus Buchweizenkraut (zwei Tassen am Tag) oder Misteltee zu empfehlen. Bei einer familiären Veranlagung zu Diabetes mellitus ist eine tägliche Nahrungsergänzung mit den Spurenelementen Chrom und Zink anzuraten. Diese verbessern die Wirkung des Insulins und führen zu einer effektiveren Verwertung des Blutzuckers.

Ist eine Neigung zu Aufschwemmung und Wasseransammlungen (Ödemen) im Gewebe vorhanden, sollte eine salzarme und kaliumreiche Ernährung bevorzugt werden. Kaliumreiche Arzneitees, die ausschwemmend wirken, sind z. B. Löwenzahnkraut, Bohnenschalen und Zinnkraut. Auch Birken- und Goldrutenkraut wirken ausschwemmend. Am besten geeignet ist Brennesselkrauttee oder Brennesselpflanzensaft, der neben seiner ausschwemmenden Wirkung den Energieverbrauch des Körpers erhöht.

Allgemeine Empfehlungen

Im Gegensatz zum Empfindungs- oder Bewegungstyp ist dem Entspannungstyp häufiger ein Ausbrechen aus seinen gewohnten Lebensabläufen zu empfehlen. Veränderungen, spontane Aktivitäten und Anregungen sind wichtig für den Entspannungstyp, um seine Tendenz zur Trägheit gelegentlich zu durchbrechen.

Kosmetiktips

Machen Sie öfter mal einen Ortswechsel, probieren Sie öfter mal was Neues aus! Das bringt neue Energie, die Sie als Entspannungstyp nötig haben.

Die Haut der Entspannungstypen ist meist unproblematisch, weich und glatt, eher dickhäutig, was manchmal ein fahles Aussehen bewirken kann. Wenn Ihre Haut diesem Hautbild entspricht und keine Probleme aufweist, denken Sie jedoch an ausreichend Schutz vor negativen Umwelteinflüssen.

- Wählen Sie eine hochwertige Tagescreme und eine leichte Nachtcreme, vielleicht benötigen Sie die Nachtcreme nur zwei- bis dreimal die Woche.
- Achten Sie darauf, daß die Cremes gut einziehen.
- Verwenden Sie belebende, erfrischende Gesichtswässer und Lotions täglich, und gönnen Sie sich wöchentlich eine durchblutungsanregende Gesichtsmaske, eventuell auch ein Peeling. (Es sei denn, beim Entspannungs-Bewegungs-Typ ist die Haut sehr empfindlich.)
- Auch die Haut der Entspannungstypen muß vor starker Sonneneinstrahlung mit entsprechenden Sonnencremes geschützt werden.
- In reiferen Jahren – dies gilt übrigens für alle Konstitutionstypen – sollte die Pflege intensiver werden. Auch dann ergänzen Ampullen bei Ihrem Hauttyp die Pflege optimal.
- Kosmetik von innen heißt für Sie ausreichend Ballaststoffe durch Obst, Gemüse und Getreide für einen gut funktionierenden Darm und weniger Salz für eine gute Ausscheidung über die Niere.

Wählen Sie kreislaufanregende Bäder mit Rosmarin- und Roßkastanienextrakten, und verwenden Sie für Ihre Räume, vor allem für die, in denen Sie längere Zeit arbeiten, anregende ätherische Öle, beispielsweise mit Zitrusaromen.

Literatur

Aerni, F.: Lehrbuch der Menschenkenntnis. Einführung in die Hutersche Psychophysiognomik. Kalos Verlag. Zürich 1988

Anemueller, H.: Das Grunddiät-System. Hippokrates Verlag. Stuttgart 1993

Anemueller, H.: Lebensmittelkunde und Lebensmittelqualität. Hippokrates Verlag. Stuttgart 1993

Anemueller, H.: Vollwerternährung – aber richtig. TRIAS Verlag. Stuttgart 1991

Anemueller, H.: Lebensmittelqualität, Lebensmittelzusatzstoffe, Rückstände, Verunreinigungen. Ärztezeitschrift für Naturheilverfahren 36, 2 (1995)

Aschner, B.: Lehrbuch der Konstitutionstherapie. Hippokrates Verlag. Stuttgart 1986

Bässler, K. H.: Meilensteine der Ernährungswissenschaft. Aktuelle Ernährungs-Medizin 1 (1992)

Borgers, D.: Cholesterin: Das Scheitern eines Dogmas. Edition Sigma 1993

Burger, C. G.: Die Rohkosttherapie. Heyne Verlag. München 1991

Chopra, D.: Die Körperseele. Knaur Verlag. München 1993

DGE Ernährungsbericht 1992. Deutsche Gesellschaft für Ernährung

DGE Ernährungsbericht 1988. Deutsche Gesellschaft für Ernährung

Ehlermann: Lebensmittelbestrahlung. In: *Tauscher, B.:* Berichte der Bundesforschungsanstalt für Ernährung (BFE). Karlsruhe (1990)

Ernst, H.: Gesund ist, was Spaß macht. Kreuz Verlag. Stuttgart 1992

Ernst, H.: Die Weisheit des Körpers. Piper Verlag. München/Zürich 1994

Franz, G.: 10 Fragen in der Ernährungsdiskussion. Ernährungs-Umschau 41 (1994), Heft 9

Furtmayr-Schuh, A.: Postmoderne Ernährung. TRIAS Verlag. Stuttgart 1993

Gierschner, K.: Über den Einfluß der Technologie auf den Gesundheitswert unserer Lebensmittel. Ernährungs-Umschau 37 (1990), Heft 10

Goner, U.: 31. Wissenschaftlicher Kongreß der DGE. Ernährungs-Umschau 41 (1994), Heft 7

Gniech, G.: Essen und Psyche. Springer Verlag. Berlin 1995

A

B

C

D

E

F

G

Günther, R.: Ernährungsverhalten im Spannungsfeld von Haushalt, Beruf und Familie. Ernährungs-Umschau 39 (1992), Heft 12

H

Haenel, H.: Ernährungsverhalten im Wandel der Zeiten. Ernährungs-Umschau 37 (1990), Heft 6

Harris, M.: Wohlgeschmack und Widerwillen. Klett-Cotta Verlag. Stuttgart 1988

Hartog, Adel P. den: Ernährung und Migration. Ernährungs-Umschau 41 (1994), Heft 6

Hassel, H.: Essen und Bewegung mit Genuß. Ernährungslehre und -praxis 7 1993

Huter, C.: Menschenkenntnis. Kalos Verlag. Zürich 1992

J

Jany, K.-D.: Der Einsatz der Gentechnik in der Lebensmittelproduktion und -verarbeitung. Ernährungs-Umschau 39 (1992), Heft 12

K

Katzek, J.: Gentechnik – kein Buch mit sieben Siegeln. Ernährungs-Umschau 9/93, 3/94, 5/94, 8/94, 11/94

Koerber, K. u.a.: Vollwert-Ernährung. Haug Verlag. Heidelberg 1995

Kohlmeier, L. u.a.: Ernährungsabhängige Krankheiten und ihre Kosten; Bd. 27 der Schriftenreihe des Bundesministeriums für Gesundheit. Nomos Verlagsgesellschaft. Baden-Baden 1995

Kollath, W.: Der Vollwert der Nahrung; Band 1 und 2. Haug Verlag. Heidelberg (1983)

Kollath, W.: Die Ordnung unserer Nahrung. Haug Verlag. Heidelberg 1992

Kretschmer, E.: Körperbau und Charakter: Untersuchungen zum Konstitutionsproblem und zur Lehre von den Temperamenten. Springer Verlag. Berlin 1977

L

Lenz, D.: Jahrespressekonferenz 1994 der DGE. Ernährungs-Umschau 41 (1994), Heft 8

Logue, A. W.: Die Psychologie des Essens und Trinkens. Spektrum Akademischer Verlag. Heidelberg 1995

Lück, E.: Jüdische Speisegesetze. Ernährungs-Umschau 41 (1994), Heft 10

M

Meier-Ploeger, A.: Genuß mit Verantwortung – Lebensmittel aus ökologischem Landbau. Eine ökosystemare Betrachtung der Lebensmittelqualität. Sonderdruck des Schweizerischen Drogistenverbandes 1995

Michaelsen, A.: Konstitutionelle Aspekte bei der Therapie von Atemwegserkrankungen. Ärztezeitschrift für Naturheilverfahren 36, 7 (1995)

Miketta, G.: Netzwerk Mensch. rororo Verlag. München 1994

Montanari, M.: Der Hunger und der Überfluß. C. H. Beck Verlag. München 1993

Montignac, M.: Ich esse, um abzunehmen. Artulen Verlag. Offenburg 1994

Peiter, J.: Irrtümer sind notwendige Lernprozesse. Natur & Heilen 5/95

Pollmer, U.: Prost Mahlzeit! Krank durch gesunde Ernährung. Verlag Kiepenheuer & Witsch. Köln 1994

Popp, F. A.: Die Botschaft der Nahrung. Fischer Verlag. Frankfurt a. M. 1995

Possin, R.: Vom richtigen Essen. Irisiana Verlag. München 1995

Pudel, V.: Deutsches Ernährungsverhalten: Individuelle Privatentscheidung oder kollektive Normverpflichtung? Ernährungs-Umschau 40 (1993), Heft 9

Pudel, V.: Ketchup, Big Mac, Gummibärchen. Beltz Quadriga Verlag. Weinheim/Berlin 1995

Pudel, V./Westenhöfer, J.: Ernährungspsychologie – eine Einführung. Hogrefe Verlag für Psychologie. Göttingen/Toronto/Zürich 1991

Reformhaus-Fachakademie: Reformhaus Fachlexikon. 15. Ergänzungslieferung. Deutscher Reform Verlag. Bad Homburg 1996

Rifkin, J.: Das Imperium der Rinder. Campus Verlag. Frankfurt/New York 1994

Temelie, B.: Ernährung nach den 5 Elementen. Joy Verlag. Salzburg 1993

Teuteberg, H. J.: Kulturthema Essen, Ansichten und Problemfelder. Akademie Verlag. Berlin 1993

Tönz, O.: Die Ernährung des Kindes im Spiegel seiner Entwicklung. Ernährungs-Umschau 39 (1992), Heft 1

Ulbricht, G.: Sozialökonomische Ernährungsforschung in Deutschland – Bestandsaufnahme und Perspektive. Ernährungs-Umschau 40 (1993), Heft 5

Wandmaker, H.: Willst Du gesund sein? Vergiß den Kochtopf. Waldthausen Verlag. Ritterhude 1990

Weber, M.: Vollwerternährung – leichter Einstieg. Hädecke Verlag. Weil der Stadt 1989

Weggemann, S./Ziche, J.: Soziologische und humanethologische Aspekte des Ernährungsverhaltens. Umschau Verlag. Frankfurt 1995

M

P

R

T

U

W

Weise, D.O.: Harmonische Ernährung. 2. Auflage. Smaragdina-Verlag. München 1994

Westenhöfer, J./Pudel, V.: Einstellungen der deutschen Bevölkerung zum Essen. Ernährungs-Umschau 37 (1990), Heft 8

Westenhöfer, J.: Gezügeltes Essen und Störbarkeit des Eßverhaltens. Hogrefe Verlag für Psychologie. Göttingen/Toronto/Zürich 1992

Worm, N.: Ernährung und koronare Herzkrankheit: Wie sinnvoll ist Diät? Versicherungsmedizin 47 (1995), Heft 4

Danksagung

An dem Konzept der typgerechten Ernährung haben viele mitgearbeitet. Die Initiative für den ganzheitlichen Ansatz einer modernen Ernährung verdanken wir dem Vorstand der Stiftung Reformhaus-Fachakademie, *Hans-Walter Goll,* der uns das Abenteuer ermöglichte und uns begleitete.

Für die Unterstützung auf allen Stationen des Weges vom konzeptionellen Ansatz bis zur endgültigen Fassung gilt unser Dank den Mitgliedern der Projektgruppe »Persönliche typgerechte Ernährung«, *Andreas Weritz-Schaefer* und *Ulrich Jentzen,* deren konstruktive Beiträge uns wesentliche Impulse gaben.

Ebenso danken wir *Dr. med. Helmut Anemueller* für die kritische und sorgfältige Durchsicht des Manuskripts und allen Dozenten der Reformhaus-Fachakademie für Ideen und Anregungen.

Würdigen möchten wir die wegweisenden Leistungen der Begründer der Vollwerternährung, *Prof. Dr. med. Werner Kollath, Dr. med. Helmut Anemueller* und *Prof. Dr. rer. nat. Dr. Claus Leitzmann.*

Insbesondere *Dr. med. Helmut Anemueller* hat mit seiner Grunddiät und seinem Grunddiätsystem aufgezeigt, daß eine vollwertige Ernährung individuell und praxisorientiert angepaßt werden muß. Wesentliche Impulse für die Entwicklung einer Konstitutionstypenlehre erhielten wir durch die Arbeiten von *Carl Huter* und *Dr. med. Ernst Kretschmer.*

Bildnachweis

AKG, Berlin: 20, 24, 28; Bavaria, München: 73 (TCL); Das Fotoarchiv, Essen: 34 (Herbert Maeder); Ulrich Kerth, München: 107, 147, 152, 167, 171, 181, 187; The Image Bank, München: 13, 60 (G. u. M. David de Lossy), 50 (Luis Castaneda), 76 (Colin Molyneux), 81 (White/Packert), 86 (Yellow Dogs Prods); Mauritius, Mittenwald: 10 (Hackenberg); Thomas Schmid, Riederau am Ammersee: 64; Tony Stone, München: 2, 40 (Donna Day), 6 (Andy Sacks), 15 (David Hanover), 39 (Penny Tweedie), 46 (Christopher Bissell), 56, 100 (Dan Bosler), 88 (Joe McBride), 95 (Michael Skott), 119 (Loui Bencze), 142 (Scott Orazem), 175 (Rosemary Weller)

Hinweis

Das vorliegende Buch ist sorgfältig erarbeitet worden. Dennoch erfolgen alle Angaben ohne Gewähr. Weder Autoren noch Verlag können für eventuelle Nachteile oder Schäden, die aus den im Buch gegebenen praktischen Hinweisen resultieren, eine Haftung übernehmen.

Impressum

© 1996 Südwest Verlag GmbH & Co. KG, München

2. verbesserte Auflage 1996

Alle Rechte vorbehalten. Nachdruck – auch auszugsweise – nur mit Genehmigung des Verlages

Redaktion:
Dr. Alex Klubertanz
Redaktionsleitung:
Josef K. Pöllath
Medizinische Fachberatung:
Dr. med. Christiane Lentz
Bildredaktion:
Barbara Glöggler
Produktion:
Manfred Metzger
Umschlag:
Heinz Kraxenberger, München
DTP/Satz:
Reiner Löb
Druck und Bindung:
Legoprint, Trento
Printed in Italy

Gedruckt auf chlor- und säurearmem Papier

ISBN 3-517-1795-7

Register

Rezepte

(Em) = für Empfindungstypen
(Be) = für Bewegungstypen
(En) = für Entspannungstypen

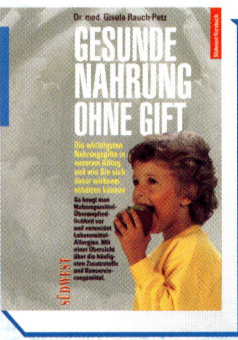
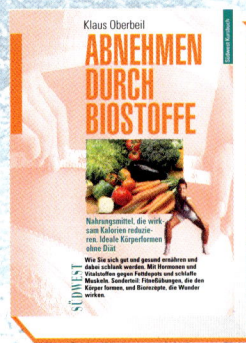
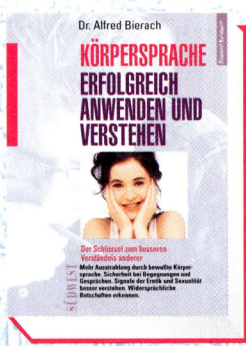
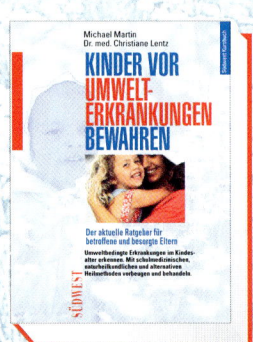
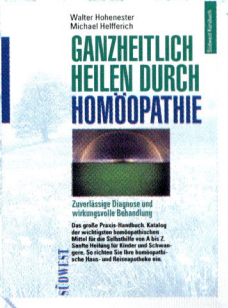
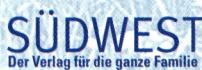